让阅读走心
让阅历丰盛

# 走出创伤

[美] 珍妮特·李·巴尚
(Janet Lee Bachant)
著

张伟 楚奇
牟波 牟宗珂
邹涵
——
译

## 心理动力学关系创伤治疗技术

EXPLORING THE
LANDSCAPE
OF THE MIND
An Introduction to
Psychodynamic Therapy

民主与建设出版社
· 北京 ·

© 民主与建设出版社，2021

## 图书在版编目（CIP）数据

走出创伤：心理动力学关系创伤治疗技术 /（美）
珍妮特·李·巴尚著；张伟等译 . — 北京：民主与建
设出版社，2021.10
ISBN 978-7-5139-3620-0

Ⅰ.①走… Ⅱ.①珍… ②张… Ⅲ.①精神疗法 Ⅳ.① R749.055

中国版本图书馆 CIP 数据核字（2021）第 128480 号

北京市版权局著作权合同登记图字：01-2021-5391

## 走出创伤：心理动力学关系创伤治疗技术
ZOUCHU CHUANGSHANG XINLI DONGLIXUE GUANXI CHUANGSHANG ZHILIAO JISHU

| | |
|---|---|
| **著　　者** | ［美］珍妮特·李·巴尚 |
| **译　　者** | 张伟　等 |
| **责任编辑** | 刘　芳 |
| **封面设计** | 新艺书文化 |
| **出版发行** | 民主与建设出版社有限责任公司 |
| **电　　话** | （010）59417747　59419778 |
| **社　　址** | 北京市海淀区西三环中路 10 号望海楼 E 座 7 层 |
| **邮　　编** | 100142 |
| **印　　刷** | 北京雁林吉兆印刷有限公司 |
| **版　　次** | 2021 年 10 月第 1 版 |
| **印　　次** | 2021 年 10 月第 1 次印刷 |
| **开　　本** | 880 毫米 ×1230 毫米　1/32 |
| **印　　张** | 7.75 |
| **字　　数** | 158 千字 |
| **书　　号** | ISBN 978-7-5139-3620-0 |
| **定　　价** | 58.00 元 |

注：如有印、装质量问题，请与出版社联系。

献给玛丽亚姆（Miriam）和罗德（Rod）

# 目 录 / Contents

第二部分
# 核心概念

第三部分
# 治疗技术：倾听过去的足音

走出创伤：心理动力学关系创伤治疗技术

第四部分

# 临床步骤：改变病人与童年创伤的关系

# 推荐序（一）
# 走出复杂发展性创伤的旋涡

童俊

　　"记忆不是探索过去的工具，而是过去的戏剧。就像土地是埋葬死去城市的媒介，记忆是过去经验的媒介。"

——瓦尔特·本雅明

　　经过五年的教学，珍妮特告诉我她不再参加第三季的中美班（中美高级精神分析连续培训项目）教学了，给出的理由是，基于五年来对中国心理动力专业人员培训的了解，她要专注为中国的心理动力治疗师们写本教科书。当我读到这本书的中译本时，我认为她做到了。

　　珍妮特的这本书强调过去生活对人们当下生活影响的重要性。我们知道心理治疗自诞生之日起就重视人们对过去生活的记忆，这是因为儿童时期所经历的关系、丧失、依恋等塑造了一个人的意识和潜意识经验。将过去与现在经验连接起来，是心理动力学工作的重要组成部分，而倾听病人的记忆仿佛将我们带到病人生命经历的大舞台，我们倾听和看到的往往不只是病人个人的戏剧，还是一个家族、一个民族、一个时代的历史剧。

这种戏剧也往往因为创伤而固着在生命的某一点，搁浅了我们生命的航船，使这条本应沿着一定航向前行的生命之船在旋涡中挣扎打转……

心理治疗框架可以帮助我们在心理治疗中把握方向、穿越各种激流，帮助我们将航船带出旋涡且不偏离航向。探索幻想、创伤、移情中的亲密关系，研究移情与反移情再现的情感连接，探讨阻抗以及心理创伤的触发点，将过去生活的模式与当下进行连接等都是这本书要带领我们做出的努力。

本书中最重要的部分是珍妮特介绍了复杂发展性创伤的最新研究以及珍妮特自己的临床经验。这些内容对我们的临床工作具有指导意义。

复杂发展性创伤很大程度上强调了自童年起所经历的创伤性事件，或反复的创伤事件对人的冲击，以及对人造成的深达人格层面的创伤性损伤。2018 年新修定的《国际疾病分类第十一次修订本（ICD-11）》将复杂型创伤后应激障碍作为一种新的疾病纳入其中。

任何对过去创伤事件的探索都对创伤有激活作用，都会将过去的一页呈现于当下，这是我们得以接近创伤并将其治愈的基础。珍妮特在书中特别强调识别情感触发点是一个直接而重要的任务。一位病人对于一个情境所做的情绪反应和这个情境本身不"匹配"，比如情绪的恰当性、强烈程度、持续时间、反复无常的程度，或者是矛盾性。通俗地说就像过去形容癔症患者一样，带有夸张性和表演性。我们与癔症时代不同的是，我们现在要意识到这是创伤的触发，此时此刻的某些因素激活了早年的创伤性体验，使过去与现在混淆在一起。而我们对病人倾听得越多，对其成长经历了解得就越全面，也就比较能预警病人的情感触发点，并帮助病人学习识别。

本书的另一个亮点是强调"鼓励病人采取有效行动是治疗中必不可少的因素"，并认为这是复杂发展性创伤疗愈的关键。正如书中所说：有效行动从病人逐渐整合的自我中流动出来，在治疗中，可以从简单处开始，比如让病人选择坐在哪里或者讲什么；也可以从较复杂处着手，比如识别病人的愿望，肯定他想要做的事情。

对我们来说，过去可能是一百多年前，可能是童年时期，也可能是昨天或几个小时前。我们经由记忆的媒介，在他者的见证下，为我们过去的戏剧添加背景，搭配色彩，谱写音乐。让我们跟随珍妮特，学习探索过去，连接现在，走出复杂发展性创伤的旋涡。

2020 年 8 月 23 日　于武汉

# 推荐序（二）
## 把慈悲心包裹在精巧的技术中

张天布

近十年来，中国在心理治疗方面可获得越来越多的信息和资源的供给，各种培训项目、工作坊以及著作、文章等随处可得。但是真正掌握创伤的心理动力学治疗能力的治疗师和咨询师依然不多。因为关于心理治疗的理论教学和培训相对比较容易进行，但治疗的操作性技术如何运用常常难以传授。很多时候，理论的要点就潜藏在治疗的点点滴滴中，而治疗师并不能及时、清晰地识别。

对于创伤病人，治疗的要点是在当下情境中工作，而不是回到过去，不是把病人送回那个曾经的创伤情境中去。在具体工作时，治疗师不能为了尽快满足自己的好奇心而使劲去探索病人曾经的创伤事件。了解创伤经历不是为了坐实那些曾经的悲惨和罪孽，而是为了对病人现在症状、障碍的发生和发展做出符合他内心体验和认识的解读。

　　治疗师不要忽略治疗的修复和了解缘由的发生是同步的，所以治疗师要有一定的节制，掌握好治疗的节奏。首先要给病人提供一个安全的环境和可靠的关系连接，在信任感和安全感存在的情况下，病人重新描述事件的时候就有可能修改他原来的经历体验。如果没有做好安全可靠的关系准备，强行呈现，就有可能引起症状复发，造成创伤再现。所以安全信任的关系连接要放在前面考虑，慢慢来，能了解多少就多少，听到多少就多少，不要使劲挖掘。

　　治疗的重点在于当下，让病人在面对创伤体验的呈现时有机会产生新的体验，功能在新的体验中得到提高。比如：能够承受情感的波动，敢于接纳内心想象的事情，能去整合各种复杂的内容，在这样的过程中病人就会逐渐变好。在外行眼里，进行创伤治疗的治疗师看起来没有发挥什么作用，不多问、不多说，只需在适当的时候引导一下。治疗师要有足够的耐心等待，维护治疗的场域，效果才会出现。一旦治疗师沉不住气，自己急了就说很多，那可就坏了，病人很容易承受不了这样的扰动和揭露。在治疗过程中，要充满共情，把共情作为一个工具，去体察病人可以承受的分寸。治疗师既要看到病人的可怜无助，也要接纳病人的可恨——表现出的或者内心包藏的愤怒与攻击性，这就是常说的治疗师的慈悲心。

　　复杂发展性创伤的心理动力学治疗是一个具有独特视角的临床治疗思路，它汇集了精神分析的各种理论和概念，如防御、依恋、客体关系、自体意向、心智化等，以及治疗的技术原则，如尊重、倾听、中立、包容、移情、阻抗、解释、自我觉察等，所以更像是一种整合性的心理治疗模式。驾驭创伤的治疗需要对这些理论的要点把握恰当，并且能够根据治疗情境的细节变化适当运用，这正是本书的一大特色。本书主要讲解了心理动力学心理治疗技术的基本原理，以及阐述了复杂发展性创伤的治疗理论和操作。它的独到之处正在于把如何运用治疗态度，如何倾听、辨别移情和反移情，以及如何敏锐地发现创伤触发点并予以处理等，都给出了详细的分步解析。

珍妮特是一位资深的精神分析师，擅长治疗复杂发展性创伤，曾经领导和组织多起重大灾难事件的专业心理援助工作，担任过中美班的教师，是一位能把理论和实践操作圆融地结合在一起，并能恰当传授给学员的督导师。在中美班教学培训中，我与她搭档带领创伤心理治疗组，通过小组的体验式教学，我从她那里切身体验到一个治疗师在创伤团体里如何做到倾听、提供安全感、表达包容、给予赋权、节制表达与相机解释。在课后的反思交流中，又体会到她是如何去修通、转化治疗师的反移情。对我来说，与珍妮特的合作就是友人间深刻的交流，也是一次难得的学习，我明显感到自己在做创伤心理治疗时的定力以及给学员做案例督导时的理论清晰程度、技术敏锐程度提高了很多。

2018 年春节，我收到她的新年问候和寄来的一张照片，画面是她的书房，钢琴前挂着我送她的一幅字："不俗即仙骨，多情乃佛心。"这再次唤起了我对她的想念。其实在日常心理治疗工作中，我的内心常常默默呼唤那个面目慈祥的姐姐、督导师、伙伴出来帮帮忙，想象一下如果是她在这里，会怎么处理这个治疗情境。

　　本书中文版的出版，让我有机会再次系统地阅读、体会她对理论的细腻解读，对技术的精巧运用。我愿意把这本独具特色的，能够帮助治疗师增长临床处置能力的好书推荐给各位同道。

2020 年 7 月 28 日　于西安

# 前　言

　　心理治疗就像一场探索未知领域的冒险，那片未知领域就是人们的内心世界。作为治疗师，我们每一次的治疗都是探索他人内心未知世界的旅行。我们不知道会有怎样惊奇的经历，会遇到何种难以攻克的阻碍，也不知道会邂逅怎样的陌生人。但我们知道，探索自我能解开生命的奥秘——我如何成为现在的自己？我怎样才能看清生活中所遇问题的本质？我真正想要的是什么？我是谁？……在这伟大的探索之旅中，我们会路遇险阻，途经艰险，但最终我们挖掘到的宝藏会值得我们付出心血（Levin，2018）。在所有的探险旅程中，每个参与者都是独一无二、不可替代的，正是有了他们，才有了我们无与伦比的探险。

　　在与病人持续密切的关系中揭示病人复杂的心理过程（很多

是潜意识的）是心理动力治疗的核心，这需要治疗师理性地理解他人、与他人建立情感连接。如果可以，还可以培养幽默感，帮助自己客观看待事物。心理治疗同时考验着病人和治疗师：他们要共同应对恐惧、紧张、丧失、受限、暴露，还要在经历不可避免的挫折和失望时，持续关注成长的部分。但是，心理治疗也给病人和治疗师提供了一个很好的平台，使他们能够建立可靠的关系，并通过用心的合作达到了解病人内心生活的目的。心理治疗能产生理解，而理解的潜力是无与伦比的。谢尔德（Shedler，2010）报告了其多次的发现：心理动力治疗的疗效不仅持久，还会随着时间的推移而增加。非心理动力治疗的疗效则会随着时间的推移而衰减。就如抓住了精髓的学生们所说："心理动力治疗更深入"，"心理动力治疗深入内心"。

　　本书的主要作用是帮助读者开启探索内心之旅。尽管通往每个人内心的道路不同，但有些步骤是通用的。这些步骤可以帮助我们理解他人的心理，治疗师也可以此为基础，组织、发展自己的经验。本书介绍的技术集中于一般性的心理组织过程。此过程是由儿童早期的生物、情感和人际因素的相互作用决定的。除了探讨正常发展如何影响心理动力治疗的技巧，本书还强调了创伤性情感经历对儿童心理功能的长期影响。

　　有一点我们要牢记于心：并不是所有的心理问题都是由创伤引起的。逆境不一定具有创伤性，它也可能会刺激适应性存在模式的出现，比如我们会帮助他人或者发现内在力量。但如果导致负面情绪产生的经历总是接连发生，人们的精神生活就会受到很大的影响。生物、心理和社会因素对经历起着决定性作用，基于此，我们要明白：即使父母已发展出一套培养孩子的模式，这套模式也不一定会在孩子心中以同样的方式建立起来。以一位母亲为例：这位母亲的母亲是一位"直升机"式父母（指过分关注孩子的父母），但她可能会给自己的孩子一个她没有体验过的情感上的喘息空间。然而，孩子如何理解这个喘息空间将取决于许多因素，他可能将其理解为母亲给予的自由，也可能将其理解为母亲对他的冷漠与忽视。逆境的强烈程度以及孩子如何理解逆境是决定经历是否具有创伤性的主要因素。逆境促使人形成防御机制，防御机制一方面能增强个人功能的积极作用，另一方面也会削弱我们工作或爱人的能力。

相比最初的认知，现在我们更能认识到童年创伤经历对个人发展和情绪健康有着普遍的负面影响。范德考克（Van der Kolk，2005）建议拓宽创伤的概念：儿童时期长期处于情感逆境对心理发展产生了长期的影响，并因此影响人的心理生活。

如同潮湿的沙地会留下路人的足迹，儿童对童年不幸经历的理解也会在心理组织上留下印记。敏锐感知儿童早期心理组织的痕迹，能让我们直接了解病人最重要的问题：恐惧、愿望和幻想。这些问题参与构成了儿童的经历，且大多数处于潜意识中。运作良好的依恋、策略和关系模式，通常会被整合到正常的自我意识和功能中。这三方面的经验在治疗过程中极其重要：为我们提供不可或缺的力量和营养，以面对改变带来的挑战。然而，由早期创伤环境引发的分裂和对切断连接的恐惧与幻想，需要在治疗中得到更多的关注。这些早期经历的后遗症已经被发展中的意识组织成与自我和他人自动连接的有问题的、持久的模式。治疗师需要理解童年时期受虐、被忽视和紊乱的依恋如何编织到个体自发的自我意识中，这样他们才能恰当地运用倾听和干预的技术。

复杂发展性创伤会影响人们生活的方方面面。很少有人在治疗中不去理会那些流淌于内心深处的由早期发展问题留下的伤痛。无论是不可避免的童年不幸事件，还是受虐待和被忽视而导致的关系创伤，觉察孩子组织这些经历的痕迹贯穿心理治疗的全程。本书的每一章节都会涉及儿童如何组织和处理一般童年经历和童年创伤，这为病人和治疗师提供了诸多机会去探索痛苦的关键方面。知道如何倾听早期心理组织的迹象，为我们了解建构病人心理生活的潜在过程提供了切入点。研究早期心理组织痕迹的工作存在于每一次心理治疗会谈中，这将病人的发展过程带入治疗，使得病人能和治疗师一起，认识、检验和理解探索内心的旅程。

创伤性痛苦源自任何使个体感到不知所措和孤独的经历，即使它没有造成身体伤害（Freud）。通常，早期创伤被定义为某一事件或情境超出了个人应对的能力、智力或勇气，从而对人造成的影响（James，2008）。虽然我们研究创伤已经有一百多年了，但直到最近，对发展性创伤的关注才成为动态思维研究的中心。发展性创伤源于早期人际经验的相互影响以及儿童如何感知这种经历。

布伦纳（Brenner，1982）和维奥斯特（Viorst，1998）称这些经历是童年的灾难，是我们在成长过程中无法避免的、必然经历的不幸。能够决定一段经历造成了情感创伤的最重要的因素是孩子对此经历的理解。与急性创伤相比，发展性创伤是典型的累积性创伤，具有复杂性，是由应对早期情感痛苦的成熟的、情感的和防御性的努力构成的。范德考克（2013）对创伤的定义最能引起人们的共鸣："无法承受你所知，无法承受你所看。"我想补充一句：无法承受你所感。许多因素都有助于我们理解创伤性童年经历不仅是普遍的，还可能导致终身的后果，例如：孩子长时间的依赖性、大脑发育缓慢（Cozolino，2002；Ginot，2015；Herman，1992，1997；Schore，2015；Van der Kolk，2005）……莉莉（Lily）就是这样，她的童年经历曾一度促使她自杀，她最近说道："没有什么比这更令人痛苦的了。"

莉莉对童年最形象的描述是：每当她父亲的车开进车道，家里的狗就拼命地寻找一个藏身之处。大学时，极度的沮丧和绝望已经压倒一切，她开始放弃自己所拥有的，准备结束自己的生命。幸运的是，一位阿姨注意到了莉莉的不对劲儿，把她介绍给了一位精神科医生。在医生的办公室里，莉莉泪流满面，断断续续地告诉医生，其实她也搞不懂自己怎么了，她父母健在，没有遭受过性虐待，只是不想活下去了。她的精神科医生倾听后说道："你失去的更多。你迷失了自我。"医生的理解和话语就像星火，指引莉莉踏上了从童年经历中找回自我的路。那些童年经历差点要了她的命，而找回自我的旅程花费了许多年。

心理创伤不仅仅是突发事件，弄得我们措手不及，它更会造成心理伤害，严重扰乱一个人的心理平衡。心理创伤是因人而异的，对一个人可能造成创伤的经历，在另一个人看来，也许只是很小或几乎没有创伤影响的个人挑战。虽然心理创伤体验是主观性的，但生理机能也对人们的创伤体验起着作用：焦虑阈值低的人可能更容易体验到创伤。例如：一个孩子受伤了，或刚接受了一场手术，他的身体感觉到疼痛，即使他得到了精神上的支持，身体上的疼痛依然会对他的心理产生长期影响。在心智发育阶段，由于儿童自身能力有限，需要长期依赖照顾者，因此他们比成年人更容易受到伤害。儿童面对世界的认知功能还不成熟，这使得他们在面对具有挑战性的经历时，比成年人更容易受到幻想和早期情感的影响。这就是为什么受虐待或被忽视的经历会对儿童产生如此深远的影响。情感创伤造成的伤害会被儿童组织到与自我、与他人的经历中，并内化到与自我、与他人的关系的中心。

人际逆境被视为人类不可避免的一部分，每个人在其一生中都至少经历过一些。童年时期，我们要与不完美的依恋对抗，我们要理解身边数不清的离去，还要发展出能信任谁和不能信任谁的意识。让事情更为复杂的是，那些我们知道应予以警惕的人，恰恰是我们在其他方面想要求助的人。人际关系无疑是矛盾的、天生复杂的。很少有人在成长过程中没有经历过某种创伤，那可能是只发生过一次的事件，或是累积的关系压力，又或者是为应对早期情绪困难的幻想和策略而形成的持久的、不适应的信念。童年时期被虐待、被忽视、丧失和有问题的依恋会带来持久的后果。简而言之，没有人能毫发无损地度过童年。

早期童年经历形成的关系模式，无论是积极的还是消极的，它们的痕迹会遍布病人所做的一切，尤其是病人如何与他人进行连接。学习如何识别童年经历的后遗症，并在每一次治疗中发现它们，对治疗师在治疗过程中选择使用何种技巧或如何使用技巧有帮助。研究童年时期的困扰、丧失和充满冲突的依恋留下的痕迹，能够让治疗师使用早期干预技巧。这使心理治疗师能够在情感劫持不可逆转地被激活前，及时识别和应对心理功能的运转。情感劫持，也称杏仁核劫持，指大脑卷入重新激活的情感和伴随的情绪中而失去理性控制。本书会阐述如何在治疗过程中运用情感劫持识别病人与治疗师之间不可避免的再现，并针对再现开展治疗。

心理治疗的首要目标是了解病人的心理如何运作，这就需要治疗师观察病人的心理和心理组织模式，最常见的是去识别、研究和修通童年发展性创伤产生的影响的痛苦重现。在平静、安全的互动环境下进行治疗是创伤工作的一个重要组成部分（Herman，1992，1997；Van der Kolk，2014）。童年创伤性经历的痕迹给治疗师提供了需要的数据，用以探索早期经验是如何组织起来的。维持一个平衡的治疗环境——使病人在面对情绪困扰的同时，有能

力回忆他们的经历 —— 有利于整合。这个回忆过程能够促进自我观察的发展，使病人看到和感受到内心正在发生的事，从而改变病人与早期丧失、冲突和紊乱的依恋的关系。可以通过观察如何与他人相处，如何保护自己免受早期情感痛苦的伤害，以及如何与自己相处来识别情绪压力的标志。例如：因为经历过早期的情感忽视或虐待，人们会发展出特有的方式 —— 与自我分离，在被动进攻情况下才与他人互动，服从权威等。本书"治疗技术：倾听过去的足音"这一部分会给治疗师提供倾听病人的诉说所需的基石，提高处理融于病人日常经验的心理组织早期形式的细微标志的能力，可使治疗师有更多机会探索核心问题。

　　本书阐述的治疗方法是有意识的理解，即理解童年创伤经历遗留的痕迹和发展性创伤如何激活当下的情感。早期关系的情感激活可以通过内部和外部来源产生。与他人的互动，感官（嗅觉、视觉、听觉、触觉）的激活，以及不断流动的内心想法、感觉和幻想都影响着心理组织模式。激活可以是瞬时而强烈的，好比唤醒一头熟睡的熊，熊被激发出强烈的情绪；同时，激活也可在病人与他人、与治疗师或与自我的关系中以微妙、不易觉察的形式展现出来 —— 挑起的眉毛、服从的微笑、对继续进行的犹豫不决、生动的联想，或者紧张的下巴，这些都可以作为探索情感激活的路标。此外，在治疗互动中重复出现的单词、短语、想法以及讲述顺序、音质和象征性共鸣也值得我们注意，这是保证我们向更深处探索的素材。正如一百多年前，弗洛伊德（1905）所说，保守秘密是徒劳的：

> 一个用眼睛观察、用耳朵聆听的人相信：没有人能保守秘密。
> 如果他紧闭嘴巴，那他的指尖就在打战，他的每一个毛孔都在透露
> 他对秘密的背叛。

我们所做的每一件事都透露出我们是谁。病人的心理组织痕迹渗透在他们与治疗师的每一次互动中，治疗师可以在每次治疗中发现这些痕迹。治疗师在治疗中倾听病人多层面的心理组织模式；关注在治疗过程中我们与病人发生了什么；特别留意复杂发展性创伤的微小表现，以及为应对这些创伤而发展起来的防御。对情感激活的微小痕迹保持敏感，可以帮助治疗师掌握病人正在抗争的核心发展问题。

倾听过去的足音让治疗师有机会识别未转化、未整合而且严重影响病人生活的关系模式。此外，细微表现的强度较低，被自我核心感受整合的潜力较高。在这一层面上，利用病人微小的、未整合的童年经历的痕迹，治疗师可以使用早期干预技巧，进而能够在病人情感激活并劫持意识之前探索其防御、再现和象征性过程。在治疗有创伤史的病人时，早期干预特别有价值，因为对病人来说，破坏情感激活的潜在因素总是隐藏在视线之外。治疗师学习如何追踪童年创伤和情感激活的足迹，有助于让病人在更为接受这一过程的平静时刻积极参与治疗。过多的情感激活会刺激防御、隔离或分裂

的出现，从而抑制整合。心理治疗的中心目标是帮助病人识别、理解和整合童年创伤经历的细微表现，帮助他们不被创伤淹没。事实上，"于细微处思考"是贯穿本书的一个主题，它会以多种方式被反复提及。

在心理动力治疗中，为了与病人（无论他是否有过创伤经历）建立治疗关系，治疗师会在建立治疗框架时考虑许多因素。其中，首先需要创造一个富有安全感的环境（Herman，1992；James，2008；Van der Kolk，2005，2013，2014）。感受不到安全感，病人是不会向一个陌生人敞开心扉的。

帮助病人感受到足够的安全感以忍受治疗过程，是心理动力治疗的挑战之一。忍受探索未知领域和发现"敌人就是自己"的焦虑是一段艰辛的旅程。这段旅程需要勇气和一个值得信赖的向导。

治疗师会做很多事情来帮助病人获得安全感，但最核心的是建构一个合作性的治疗情境。这种合作性关系模式在所有治疗中都很重要，对于那些有被虐待和忽视经历的病人来说，更是必不可少的。合作性关系模式能立即解决许多病人的无助感——在治疗过程中，给予病人发言权和参与感，并通过独特的互动结构使其有机会对过程进行一些控制。本书第三章详细阐述了心理治疗情境的结构。这个结构有助于整合和自我观察功能的发展，是病人从童年逆境中恢复所需要的重要步骤。

为最大限度地减少情感劫持的风险，治疗师要在平静、稳定的状态下工作。治疗师要仔细倾听病人、我们自己的内心以及我们与病人的互动过程。在治疗的最初阶段，治疗师不知道病人是否有创伤史，即使知道病人有创伤史，也不知道其受创伤的影响是何种程度。因此，本书有两个目的：一是介绍心理动力治疗技术的基本原理；二是阐述如何识别复杂发展性创伤的痕迹，以及如何利用其来理解病人并制定相应的治疗方案。

在开始心理冒险之旅前，我们要检查构建心理治疗的基石是否完备。本书第一部分阐述心理治疗的基础，包括态度、关系模式和治疗框架。掌握了此三项，我们的冒险便可顺利起航。第二部分简要概述发展心理动力学观点所必需的核心概念。第三部分中，通过分析于不同层面倾听病人的早期心理组织是如何在日常互动中呈现的，总结提高心理动力治疗能力的技术。虽然帮助病人的方法有很多，需要帮助的病人也有很多，但第四部分主要阐述如何治疗复杂发展性创伤 —— 帮助病人改变他们与创伤触发（关系创伤导致的最重要的、自发的后遗症之一）的关系。这个过程包括：识别情感激活；发展病人的叙事，弄清病人的过去如何影响其现在的行为；帮助病人积极与内在组织建立连接 —— 对于改变，他们肯定是很矛盾的。

本书阐述了治疗师开展心理动力治疗工作需要秉持的基础原则。书中讨论的每个主题都有丰富的历史，在心理动力治疗的发展过程中，人们就很多主题的性质、实用性或可操作性进行了大量的、持续性的辩论。这本入门书以我的个人视角展开，讲述我个人的理解，有局限性在所难免。但本书旨在抛砖引玉，通过分享我走过的路、我的心路历程和想法，展现我如何开展治疗工作，期望能为其他人提供一个起点来思考和写下他们自己的工作历程。本书也并非要取代深度阅读、思考和发展，在过去的一个多世纪里，许多有才华的心理动力学作者致力于深化治疗性接触的概念和技巧，并做出了贡献。本书列举的临床案例得到了病人的许可，他们中的许多人还友好地检查了案例的准确性。

每位专业人员，如教师、瓦匠、歌剧演员、水手或医生都会使用特定的工具，治疗师也不例外，我们的工具是自己的身体、心理、意识和信念。相比心理治疗的其他方面，这些被治疗师随身携带的工具对治疗工作的成功与否起着至关重要的作用。与任何一套工具一样，它们需要被开发、使用和维护。正如希腊谚语"认识你自己"和"医生，治愈你自己"所说，自我理解和自我评估是心理治疗工作的基础。自我理解和成长源于个人的态度：有兴趣以个人的方式理解最深层面的动机、情感触发点、刺激以及焦虑的产生。单靠阅读、培训和自我分析是无法产生这种理解的，因为每个人都有盲点，没有善于分析的合作者，理解就很难完整。此外，进行心理治疗还需要培养对自身内心生活复杂体验的意识，以便能够识别移情和反移情信号。最后，虽然上文提到的"理解"可以在团体治疗中获得，但为了最佳效果，建议在个人治疗中进行更充分的探索。

心理治疗工作要求治疗师同时具备专注自我和他人经验的能力。治疗师需要时刻保持警惕，尽管我们坐着就能完成工作，但我们投注于病人的专注力非常消耗精力。治疗师要确保有充足的睡眠和足够的休息、娱乐、反思或沉思时间，以及在咨询间隙有适当的休息，这些都是自我照顾的一部分，有助于充分发挥工作能力。治疗师不仅要倾听病人倾诉的内容，还要倾听这些内容是如何在病人的过往、防御、所受影响和记忆的基础上被组织起来的，而且这些内容还会影响治疗师。此外，治疗师需要关注和思考病人倾诉的内容有着怎样的象征意义和潜意识意义，陈述的内容又是如何激发病人和治疗师的退行、移情和反移情、愿望和恐惧的。尽管治疗师只需坐在一个地方工作，但进行心理治疗的过程无比消耗心力，因此养成自我照顾的习惯是做这项工作必不可少的。

"凡事预则立"，在开始冒险前，建议先做好准备。为了我们独特的合作之旅，治疗师首先要学习和掌握的技能就是治疗性态度，它从第一次接触就对治疗效果产生巨大影响。正确的治疗态度对维持良好治疗关系的影响最大，本书第一章旨在通过探索态度，阐明我们可使用的"分析工具"（Grossman，1992）。这些态度的习得离不开治疗师的成长、性格和训练。我们会发现，有些态度的习得相对容易，有些态度需要勤奋地练习才可养成，有些态度则需要我们不断地坚持才可获得。

# 第一部分

# 治疗基础

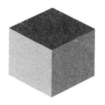

Exploring the
Landscape of the Mind
An Introduction to
Psychodynamic Therapy

# 第一章

# 治疗态度

"态度"被定义为"对某事的一种稳定的思考方式或感受，并对个人行为产生影响（韦氏词典，2016）。"态度是一种心理倾向，体现了情感和意图的表达方向。治疗师通过有意识或潜意识的方式表达态度，病人通过其有意识或潜意识的经验感知治疗师的态度。病人与治疗师能否成为"好拍档"取决于多方面因素，但其中最重要的因素是治疗师的内在态度。

本书阐述的几种态度是治疗师要掌握的基本内容，能帮助治疗师将"个性化"与"专业性"（Adler and Bachant，1998）融入自身能力，使自己在治疗病人时，既做到专业性，又兼顾针对性。但这并不意味着治疗师要完全掌握这几种态度，我们承认只是或多或少地掌握其中几种是了解自身必不可少的一环。

当意识到我们无法完全掌握这些态度，但仍把这些态度看作我们可以为之奋斗的理想时，我们便跨越了自身的优势与不足，在通向更好未来的道路上前进。

## 重视过去经验的影响

重视个体过去经验是心理动力治疗的基础。在心理动力治疗中，一种必要的工作态度是：理解一个人的过去对其当下的愿望、恐惧、需求、幻想、想法及行为有着重要的影响。这样的理解令病人愿意探寻自己不适应行为的原因。在心理动力治疗中，病人在情感层面上与过去经验建立连接，对自身的理解更为深入，相比接受其他限时限次的治疗方式，心理动力治疗使病人获益更多（Shedler，2010）。美国著名小说家威廉·福克纳曾说过："过去从未消亡，甚至从未过去。"治疗师应将这句话铭记于心。

理解过去经验之所以很重要，是因为儿童时期经历的关系、丧失、依恋塑造了当下意识及潜意识的经验。连接过去与当下经验是心理动力学工作的重要组成部分，能帮助病人了解其愿望、恐惧和冲突的来源。特别是对有复合发展性创伤的病人来说，在情感层面，他们很容易被关系、思维和感受模式干扰，而且这些模式已逃脱了理性控制。因此我们要去探索这些模式因何而成，以及是什么使得病人难以逃离这些模式。无法理解早期的人际互动组织了目前的心理功能，而且组织的方式具有普遍性，治疗师就只能关注病人关心的表层内容，无法了解病人苦苦挣扎的深层问题。

## 尊重

"尊重"这一态度应根植于治疗师与病人的意识中。尊重代表了治疗师谦虚的态度，即治疗师要知道：只有病人有权利决定是否去探索他的内心体验，只有病人能决定治疗的准确性和深度。治疗师不知道促进成长或者抗拒改变的力量的强烈程度和性质。只有病人有权利探索其内在动力——恐惧、幻想和欲望，它们甚至从未被表达过；只有病人能决定其要改变的程度。总之，鞋子是否合脚，只有穿的人知道。

那些在童年时期经历过虐待或忽视的病人，在其过往时光中经常感觉到自己不被尊重。他们的愿望没人理会，情感被人忽视，行为受到控制。他们能"幸存"到今天，依靠的是建构一个虚假的自我或与自我体验剥离。这两种方式会不可避免地在治疗过程中再次上演。抱持尊重的态度，能让治疗师更仔细地倾听病人，而不是自以为是地认为自己知道怎样做会给病人最好的帮助。那种想让病人变得更好的迫切念头，往往出于治疗师个人的反移情心理。更为重要的是，尊重能给治疗师一个喘息的空间去感知当下的情景是幻想还是再现，这有助于下一步工作焦点的确定。具体体现尊重的方式是耐心。治疗师要理解治疗工作是需要时间的，病人允许我们探索他们内心隐秘的角落需要时间，我们改变他们深深依赖的神经网络也需要时间。认为心理治疗工作很容易或很快速的想法，违背了尊重的原则。

在一次治疗中，莉莉为自己迟到十几分钟向我道歉。这不是她第一次迟到了。我问她："是什么总是让你迟到呢？"以往她会找一大堆借口来逃避反思。这一次她耸了耸肩，简单直接地回答道："我总是这样，迷失在了思绪里，不知不觉中，我就又迟到了。"于是我们一起探索了她陷入沉思的部分，其中包括一段儿时记忆：她曾经一连几个小时盯着窗外看，想象她"真正的"父母会把她带走，把她从身边那些疯狂、危险的人手中解救出来。导致她"迷失"的原因是复杂的，包括：对将要进行的治疗互动感到焦虑；因她自身的解离而产生的强烈舒适感。我们可以在治疗中进一步核实、验证这两点。如果想要从实用性上帮她解决迟到问题，比如建议她设定一个闹钟，就会错过探索她与自身和他人关系这一重要方面的大好机会。如果以尊重、感兴趣和好奇的态度与她讨论迟到的再现，我们就有机会和她探索与迟到相关的自动模式的核心内容。

秉持尊重的态度，意味着治疗师不能想着去校正病人。尊重是一种信念的体现，即通过理解，相信最深层的疗愈来自病人自身。我们帮助病人发现那些被隐藏起来的愿望、恐惧；帮助他们面对那些发生在儿童时期，阻碍他们掌控自己人生的可怕经历；帮助他们理解自身选择的复杂性。与之相反的做法是：通过给建议的方式告诉病人应该做什么。这种做法让病人持续性地把自己当作儿童而非成年人，进而被刺激再现其儿童时期的应对策略。这种做法扰乱了病人学习用内在自我指引自己人生的过程，也违背了尊重的原则。

## 好奇心

也许好奇心是治疗师"工具百宝箱"里最重要的一种态度，它代表了治疗师有强烈的意愿去了解病人的更多事情。好奇心促使治疗师挖掘病人过去经历的细节，这些细节是探索病人内心最深层的愿望与恐惧的关键。电影《至爱梵高·星空之谜》（*Loving Vincent*）这样评价伟大的画家梵高：对他来说，生命中的每一个细节都至关重要。治疗师要学着对细节持有好奇心，还要对各种细节如何组合到一起感兴趣。对他人不加掩饰的经验抱有开放的态度，是好奇心的支柱。保持开放的态度并不容易，每个人都有其独特、不同于他人的经历，而我们天生带有的偏见会弱化我们接受这些不同的能力。如果治疗师极为真诚地传达出了对病人内心生活真实图景的兴趣，病人就会愿意与治疗师分享之前从未被人知晓的那部分自己。即使是很微小的细节也能激发联想、想法、感受以及幻想。基于这样的意识，治疗师和病人不仅能弄清组织模式，也会更有兴趣去做接下来的探索和理解工作。

治疗师也要对那些未被说出口的、被遗漏的内容保持好奇心，还要关注这些内容与被表达的内容之间有着怎样的关联。对病人的未言之语持有好奇心，有助于治疗师探究相关的感受、意义以及组织。这就需要治疗师多问一些开放式问题，摒弃封闭式问题或限制探究的问题。当内部或外部刺激发生时，对互动的细节感兴趣可以帮助治疗师看到和感受到病人在哪里，什么时候以及如何对刺激做出反应。从治疗师和病人的人际关系层面来讲，治疗师的好奇心向病人传递了一个强有力的信息：无论你是怎样的一个人，哪怕你很讨人嫌、怒气冲冲、心情沮丧或深感绝望，我都渴望了解真正的你。这个信息并不是通过言语来传达的，而是糅合在治疗师对病人内心世界的好奇里，无声胜有声。尤其是在面对早年经历过关系创伤的病人时，治疗师要真诚地表达对他们过去经历的兴趣，要让病人感受到：我们不会因创伤退缩，我们想要全面地了解你。

## 不评判

在治疗中，如果我们保持了好奇心而没有做到不评判的话，

　　　　　　　　走出创伤：心理动力学关系创伤治疗技术

好奇心的力量就会被削弱。病人带着问题来找我们，他们的问题包括核心情感问题：性、攻击性冲动、难以与他人建立连接、各类创伤、愧疚、羞耻感、童年愿望和自身无法控制的行为。好奇，使我们渴望了解病人不适应的行为因何而起，以及是什么原因使它们还在影响着病人现在的生活。好奇，帮助我们远离评判。随后，治疗师以不带偏见的态度接近每位病人，这对让病人愿意袒露自己至关重要，尤其是对于有创伤史的病人来说，评判意味着治疗环境不足以让他们感受到安全感。武断地判定（即使未说出口）病人是怎样的，违背了治疗原则，破坏了创建病人与治疗师友好合作关系的可能性。创伤往往会在孩子的头脑中留下天真和奇怪的想法。无论我们发现病人的经历多么令人反感、恐惧或不安，我们要知道，一定有可以理解的原因使病人发展成现在的样子。相比直接作评判，这更有助于我们探索病人的内心。

## 共情

共情是治疗师的第一语言。治疗师必须熟练掌握这门语言，以便与病人建立有意义的连接，并推进治疗。共情是一种能够理解他人感受并与他人建立情感连接的能力，也是母婴关系早期交流发展出来的一种能力。共情是一种非语言的交流方式，不通过言语来表达。共情指基于身体的情感表达，通过声音、语调、眼神交流、触摸以及动作姿态来实现，并随着我们的成长而发展。婴儿读取这些非言语信息，并通过自身的感知建立起内在工作模式（Schore，2015）。治疗性互动使双方理解言语之间和言语之外的意思，进而了解自我与他人，并与自我、他人建立连接。共情的连接与切断会激发早年的情感调适问题，如果能成功攻克这些问题，治愈过程就会有进展（Abend，1986；Beres and Arlow，1974；Kohut，1971，1982；Orange，1995；Shapiro，1981；Zwiebel，2004）。谢弗（Schafer，1959）将共情简明地描述为：分享和理解他人短暂心理状态的内心体验。共情为治疗师提供了一块肥沃的土地，在这块土地上，治疗得以生根，病人的成长也备受滋养。在动力性探索中，共情是至关重要的，尤其是在治疗有创伤经历的病人时。因为在他们的既往经历中，共情失调以及紊乱的依恋的问题很常见。

然而，我们必须要分清共情和过度认同病人的经验，尽管这两者的界限很模糊。共情不是指治疗师在理解病人经验的过程中迷失自己，而是能够作为独立的个体与病人的经验相连接。界限很重要，一个好的共情连接的特点是独立分享、互不兼容。作为治疗师，我们要发展出一种能力，即在共情性认同与观察距离的紧张关系中具备倾听的能力（Zwiebel，2004）。

治疗师过多沉浸在共情中，会失去使用治疗工具的能力和外部观察视角，特别是在治疗那些有复杂发展性创伤的病人时。

在治疗之初，我们并不知道病人的完整经历，保持警觉、避免过度认同病人尤为重要。我们需要与病人的经历相连接，但不能过度沉入，以免自己陷入其中，并与严重影响病人的恐惧和障碍产生共鸣。最理想的状态就是在治疗过程中，治疗师能够在共情性回应和客观觉察这两种能力之间灵活切换。

# 真诚

真诚指治疗师做真实的自己的能力。真诚建立在接受完整自我的能力之上，是一项终生任务。在治疗互动中，真诚必不可少。对真诚的感受也因人而异。通常，我们在见到一个人时会判断这个人是否真诚可信，对于那些在童年时遭受过虐待、忽视的病人来说，他们在判断时则更加谨慎小心，因为他们早年的经历告诉他们人是不可信的。有过创伤经历的病人，经常对一个新认识的人持有观望的态度，他们并不确定这个人是否为之前施虐者的新版本。试图成为一个比实际更好的人或更完美的治疗师的意图或举动，都会被病人感知并解读为不值得信任。此外，治疗师接受自身的局限，能够给病人树立一个接受自我的榜样，同时也让病人清楚感知到自己正在与谁建立连接，从而产生安全感。有多种方式向病人传递自己的真诚，既可以通过我们对病人所说内容的真实性，还可以通过非语言的表达。

# 接受自身的局限性

　　病人有他们自己的日程安排、时间规划以及各种限制，治疗师也是如此。接受我们自身独特的局限是认识自我的一部分；接受在建构心理治疗计划时遇到的局限是治疗工作的一部分。在每一次制定治疗框架时，治疗师都在接受、制定着各种限制，例如：是否持续治疗，是否准时开始，是否在规定的时间结束，以及希望能够按时收到付款。当然，在治疗中，总会发生一些情有可原的情况，比如我们不想把一位正在哭泣的病人赶出门。我们通过维持治疗框架和建立一个安全可靠的工作环境来展示接受和设置限制的能力。此外，我们也需要接受我们个人的、情感的、理性的局限。我们是人，不是神，都有不足之处。在努力克服自身局限时接受自己有局限这一事实，有助于帮助病人了解每个人都有局限性，并且承认自身的局限和错误并不可耻。病人可能会与局限抗争，经常想要否定它们的存在，或者去试探治疗师对自己的容忍度到底有多高。局限通常与强大的、怪异的幻想捆绑在一起，我们可以在治疗过程中大力挖掘这些。利用治疗框架的局限性产生的问题，我们可以立即接触核心冲突和问题。了解了治疗师也是有局限的，而且他们还能够接受自己的局限，病人就获得了一张安全网，能让自己体验自己的内心生活。

　　治疗师要知道自己的另一个局限，即自己并不能帮助每一位病人。治疗师会因为一些病人触发自身创伤，会被一些病人吓到，或者发现，这只是一个糟糕的匹配——我们提供不了病人所需要的，比如治疗时间安排、费用，或者最佳拍档。

让病人接受我们认为他们应该做的，不是治疗师的工作。我们可以帮助他们做他们感兴趣的事情（因为这些兴趣能促进他们成长），帮助他们尽可能地理解为什么这些对他们来说是重要的。心理治疗并不是每个人在任何时候都能接受的首选治疗方法。耐心是接受局限的必不可少的要素。心理治疗不存在快速修复。耐心，特别是对治疗速度和限制的耐心，是培养建设性分析态度的一个重要因素。

## 灵活性

结构化和灵活性是所有生命系统的特征。灵活性使治疗师适应病人的需要，提高治疗效果。例如：当我们感知到病人迫切地想要表达些什么时，我们可以运用灵活性，将原本想向病人提问的问题延后。灵活性使治疗师跟随着病人的联想，而不是让病人被治疗师的想法束缚，说着治疗师认为他们该说的，想着治疗师认为他们该想的，做着治疗师认为他们该做的。灵活性使治疗师不带防御地理解病人的指责和愤怒；灵活性使治疗师以开放的态度面对病人不断变化的联想，让治疗师和病人一起航行到未知的海域。特别是在治疗有童年创伤经历的病人时，灵活性对我们的治疗非常有帮助。我们借助灵活性建立有助于病人的治疗过程。

# 勇气

勇气在心理治疗中不可或缺。在这场与病人携手探索未知领域的旅程中，无论是最初的扬帆起航，还是旅途中的乘风破浪，都需要勇气。心理治疗过程像是一场冒险，我们与病人一起登上了一艘不知要将我们带往何处的船。我们要感觉到足够的安全感，才能进入独特的互动过程，才能进入心理的最深处。我们需要勇气面对和接受治疗过程中产生的各种感觉、幻想，以及病人在我们身上的种种投射，并朝着病人通常希望远离的方向前进。

有创伤史的病人有时会挑战治疗师的勇气。他们倾诉的内容可能会让人感到震惊、恐惧、尴尬、不安、被诱惑。当病人的创伤被激活，而我们还要继续在创伤再现中进行治疗时，也需要勇气——通常病人为了保护自己，会启动自己的攻击性防御。能够留心自己是否在治疗中犯错需要勇气，能够直面自己的错误也需要勇气。我们的挑战是鼓足勇气诊察病人情绪和行为的强度，允许他们吐露心声，发展自己的态度和观点。这有助于病人将其经验整合到自我意识中。倾听有创伤的病人需要勇气，尤其是当创伤开始在治疗关系中展现的时候，不要像普通关系那样仅仅对创伤做出反应，而是要坚持探索和剖析。

最为重要的是，治疗师把自己作为一种工具，允许病人在成长和发展过程中使用自己，是需要勇气的。这也许是心理治疗过程中最为困难的部分：以好奇和感兴趣的心态，允许病人将我们看作我们不认识的幻象，并倾诉、挖掘自己的内心。在这一过程中，我们确实会体会到深深的困扰，但也不要以防御性的心态去纠正病人。允许病人将与之相关人员的幻象投射在我们身上，是一种慷慨的行为；允许自己暂时性地脱离自身身份，能让我们更好地理解病人。这种出于对病人的成长有利而采取的暂时性脱离我们原本身份的方式，对于治疗师来说是一种挑战，因为这要求治疗师对自身有稳固的自我认识。

与他人建立亲密的情感关系需要勇气；被他人了解需要勇气；成为我们不认识的投射对象需要勇气；承认自己的错误需要勇气。治疗师就像消防员，我们要鼓足勇气，奔向人们纷纷逃离的火场。

## 希望

最后要讲的态度是希望。希望是基于我们的了解和亲密情感体验的一种信念，它激励着我们连接、融合、成长，同时心理治疗滋养了这一过程。有不愉快的经历的病人通常在深陷无助时前来寻求心理治疗，这种无助感与他们年幼时没有能力减轻痛苦的无助感如出一辙。这种无助的体验经常会在治疗中被激发出来，并再次上演，这会使双方都感到绝望。确定这种无助感的诱因，了解病人陷入这种无助感消耗了多少心力，能让治疗师帮助病人改变他们与这种令人状态越来越差的感受的关系。"希望"的信念建立在我们共同努力的基础上，了解病人内在和外在的发展，使他们找到新的寄托，做出更好的决定，并改变他们与使他们内心饱受折磨的根源的关系，变成范德考克（2014）所说的"以朋友态度相处"的身体体验。要想在绝望的阴霾中保持希望，就需要敏锐地感知病人艰难行进中不断进步的部分。

本章提到的所有治疗态度，每一种都可以有更多的阐述，但相比更为抽象的讨论，我更愿意通过本书中的临床案例来着重强调如何在治疗中运用它们。

# 第二章
# 治疗关系

　　我们来到这个世界，首先要学会的事情之一就是如何与他人建立连接。父母是出于爱意而粗暴地操控我们，还是因为满足其自恋需求而忽视我们？这个世界是安全的，还是危险的？无论是上述哪种情况，婴儿时期与他人连接的方式会记录在我们不断发展的大脑中。我们与他人的关系是我们与他人建立连接的第一个模式。尽管后来我们学会了走路、说话、制作音乐和艺术品、解微分方程，但我们与自己和他人建立连接的方式在生命早期就形成了，并在当下的生活中占据重要地位。它的重要性在治疗关系中更为显著，尤其是当我们治疗有童年创伤经历的病人时。

　　尽管指导性治疗方式和一些在线谈话治疗忽略了治疗关系，

但其在治疗过程中的重要性获得了广泛的认可。肖尔（Schore，2015）和吉诺特（Ginot，2015）认为，创伤的特征是破坏关系生活，因此疗愈创伤必须在关系的环境中进行。治疗师如何与病人建立关系，不仅对治疗起着重要作用，更是决定治疗成功与否的重要因素。

本章所指的是建立优质的治疗关系，为做到这一点，治疗师必须有始终如一的意识和良好的交流心态。上一章阐述的态度有助于提升治疗关系的质量。本章所说的治疗关系指的是将这些态度和意图完整地组织起来，使之成为我们的"分析工具"的一部分。我们将详细讨论一种已被认定为治疗情境结构的关系模式。组织治疗互动的惯例可以确保治疗促进病人对自身的理解、对潜意识内容的获取，从实践性和技术性的角度可以证明这一点。除了后面我们详细讲解的治疗情境的结构，关系模式也会影响治疗性接触的发展和质量。对于那些经历过严重不幸或创伤的病人来说，首先要考虑的是要有意识地认识到，在治疗关系中确保安全感的重要性。

## 确保安全感

治疗师有意识的和潜意识的态度影响着治疗，除此之外，无论我们是否意识到，治疗师搭建治疗框架的方式对治疗的进展有着深刻的影响。但在详细探讨治疗框架之前，我们先要认识到，在保证安全感的环境中建立治疗关系也尤为重要。

安全感及其在关系中的呈现形式——信任，也许是在治疗有童年创伤经历的病人时，治疗师最重要的考虑因素（Herman，1992，1997，2015；Van der Kolk，2005，2014）。建立让病人有安全感的环境是展开治疗工作的先决条件。尊重病人，对病人的经历保持一贯的、真诚的、不加以评判的兴趣和对病人积极地关注，都是让病人感受到安全感的方式。在治疗有创伤经历的病人时，将安全感融入治疗中，并时刻留意治疗过程如何刺激恐惧和幻想，这非常重要。在具有安全感的氛围中开展治疗是一种治疗关系模式，能让病人更开放地面对那些可能阻碍治疗的恐惧、幻想和情绪。

对于那些经历过发展性创伤的病人来说，能够让他们感受到安全感的事物或方式可能与治疗师认为的大相径庭。例如，对一些病人来说，躺在沙发上并不是有用的治疗方式，这反而会让他感受到强烈的脆弱感。对另一些人来说，最初避免目光接触可能是让其感受到安全感的先决条件。此时，灵活性就成了治疗师的好帮手，使治疗师接受状况的改变，并继续进行治疗工作，即使治疗师正在探索导致病人有这些需求的特殊情况。随着时间的推移，病人自然会呈现怎样的环境或方式能让他们感受到安全感。渐渐地，他们也能学会忍受治疗带来的不适感。

治疗师必须意识到，创建一个安全的环境需要很长时间。

我们不能通过理性消除恐惧。相反，我们要意识到，我们与病人的关系模式具有深刻的意义，并能激发病人各种各样的幻想。如果治疗师把病人当成无助的孩子，不承认他们自身的能力，认为他们需要治疗师来告诉他们该做什么，这可能会让他们觉得不太安全。例如，那些由于遭受虐待或忽视而产生无助感的病人，需要在治疗过程中感受到自己能掌控自己的人生。因此，试图修正病人的问题，结果往往会适得其反——诱发病人的无助感甚至攻击行为。尊重病人，让他们自己做选择，是尊重病人个人能力的表现，这会让病人感觉到更安全和更强大。在安全的非评判性的治疗互动中，帮助病人回忆其自身的既往经验，能让他们产生安全感。治疗师与病人分享自己注意和观察到的内容，但不提供解决方案，有助于病人与自己建立连接并参与治疗。确保安全感是与所有病人工作的一个重要关系模式，尤其是在治疗有发展性创伤的病人时，这一点要特别留意。

## 治疗联盟

治疗师如何看待与病人的合作可以通过措辞、提出的问题、解释等可观察到的方式展现出来。在双方第一次见面时，病人就在上下打量治疗师，以获得治疗师如何与人建立连接的明显线索，以及治疗师建立的关系模式会激发自己哪些潜意识的愿望和恐惧。治疗师建立的关系模式的重要之处在于，它能够让病人探寻并评估正打算揭开自己隐藏的秘密和最深的渴望的人的本质，此外，它本身也是治疗的一个重要因素。治疗师面对病人时的行为表现是治疗师与病人关系的第一语言，不容忽视。治疗师建立的治疗模式会在每一次治疗中被不计其数地展现出来，对于临床效果有重要意义。

尽管治疗师不可能在治疗过程的每分每秒都考虑到治疗关系，但是我们依旧可以做一些努力，以寻求一种相互合作的治疗关系。在有些情况下，比如当病人处于混乱状态时，就需要治疗师给予直接、权威性的指引；另一些时候则需要治疗师后退一些，以给予病人充足的掌控权。一般来说，与病人的合作关系建立的是一种平衡，在这种平衡状态下，幻想、移情、再现以及更为深入的情感体验都能够发生。合作式的治疗关系可以帮助病人通过他们的自由联想，以及即时与治疗师分享出现在头脑中的各种想法，来理解自身在治疗中的贡献。这种合作关系对于治疗过程不仅是必需的，还是必备的。病人自身的贡献必须被给予足够的尊重和重视。这种尊重建立在治疗师谦逊地接受自身角色的基础上，即治疗师是在帮助病人加深对自我的理解，而不是治疗中的指导者。归根结底，自我理解能帮助病人更好地指引自己的人生。

建立合作治疗关系模式时出现的问题，往往与治疗师的反移情压力（想要了解更多）有关。这些压力来自多方面，简单举两个例子：其一是服从病人的潜意识要求；其二是来自在学校形成的观念，即优秀意味着无所不知。然而，心理活动是复杂的，所以总是会有很多我们未知的事情。不能了解所有事情，不是问题，无法与病人建立合作式的治疗关系，才是问题。这很关键，因为所有问题的答案在病人身上，并非在治疗师身上。如果无法与病人合作，治疗师就会因为疲于实现那些超出其自身能力的目标而耗竭自己。从这个方面来说，合作是必不可少的。如果治疗师不能使病人成为自己的搭档或盟友，那治疗本身就是极其残缺不全的。

在诊断病人以移情为主的关系模式时，合作也很重要。常见的情况是：病人带着期望来接受治疗，他们期望治疗师能解答他们的问题，为了让自己感觉更好，他们把治疗师视作他们的权威。病人可能从未考虑过，与自己缺乏连接也是问题的一部分。另一种病人可能成长于使他们觉得自己不得不在施虐者的主导地位或受虐者的服从地位之间做出选择的家庭。对他们来说，与他人建立合作关系会让其感觉到不安，甚至格格不入。为了获得安全感，他们努力避免与人合作，寻求施虐或受虐的关系模式。还有一些病人，他们产生了幻想，认为唯一能让自己感到安全的方法就是脱离自己的内心世界。建立治疗联盟时出现的各种阻碍给治疗师提供了一些重要信息 —— 病人如何与自己以及他人建立连接。

合作意味着治疗师要把治疗关系看成积极的伙伴关系。治疗师选择的语言和使用的词语可以用来传达合作的关系模式。

在合作关系中，治疗师经常用到"我们"，比如"我们怎么理解这一点"或者"我们需要一起做更好的理解，你对需要精神支持的那部分自己缺乏同情心"。这种表达方式传递了一个信息：我与你同在。而"你需要更好地理解自己缺乏同情心……"所传达的则完全不同，这种表达方式会让病人觉得自己孤立无援。

合作的治疗关系也给双方留出了空间。如同治疗师需要有能力去询问病人的内心体验，治疗师也要有能力与自己的内心沟通、交流。如果我们逐渐意识到房间里只能有一个人，注意到这一点并继续询问通常有助于发现可能无法用其他方式解决的依恋和禁忌问题。比如：一位病人不愿给自己留下反思的空间或给治疗师留下交谈的空间，那是因为在他早年有"允许这样的空间存在即意味着自己会被批评"的经验。这种通过自己不停地说，进而让对方无法进入交流的防御方式，让他更有安全感。在这种关系中，合作被拼命地掌控双方的互动替代。而那些立即向拥有专业知识的治疗师求助的病人，则有另一种问题。通常，他们早年经历的标志是：形成与自我重要方面切断连接的防御。与自我建立连接被依赖外部权威取代。他们的幻想是：他们可以从其他人身上寻得自身问题的答案。这一点，我们可以从病人期望治疗师告诉他们应该做什么中感受到，有些病人在第一次见面时就对治疗师抱有这样的期望了。对这类病人来说，合作让他们感觉到危险，而服从他人的权威甚至是要求他人展示权威反倒让他们有安全感。

当我们真诚地尊重他们，意识到冲突、防御、依恋或潜意识幻想可能会阻碍他们为自己做出正确的选择时，我们就是在向他们展示合作式的治疗关系。合作式的治疗关系可以通过成千上万种看似微不足道的方式传递给病人：专注，心怀尊重地提问，忍受病人回忆内心经历时的寂静，创造一种重视复杂性而不是二分法思维的氛围……在治疗过程中，治疗师如果注意到在通往更好的合作关系中会遇到各种阻碍，他们就会带着专注和好奇心去探索这些过程。

合作式的治疗关系最重要的方面就是帮助病人提升自我主动性。当治疗师能够真正理解和重视病人是唯一能够指导自己生活的人时，病人就会意识到，体验和发挥自己的个人作用不仅是一种可能性，还是一种必要性。也许这是病人有生以来第一次把自己看作自己经验的主人。

　　　　　　　　　　　　走出创伤：心理动力学关系创伤治疗技术

# 第三章

# 治疗框架

在心理治疗中，病人和治疗师面临着同样的考验：处理强烈的情绪、恐惧、不安、丧失，接受我们的局限以及不可避免地自我暴露。治疗互动的框架为我们提供了一种管理心理治疗强度的思路。它在移情或反移情互动的激流中为我们竖起了一道舷墙；它是我们于黑雾中探索时，给我们指引的灯塔；它为我们架起了一座通往理解行为本质的桥梁。从根本上说，治疗框架支撑和容纳整个治疗过程。如果我们对之置之不理或者忽视，必然会导致危险情况的出现。

朗（Langs，1975）给出了关于治疗框架的经典定义：

治疗框架指治疗关系的基本规则和边界，包括：设置治疗费用、时间和疗程；进行自由联想时的基本规则，病人是坐在座椅上还是坐在沙发上；禁止身体接触、相对匿名、医生的关注、针对解释使用中立性干预；一对一的关系，对他人完全保密。

朗的定义遗漏了一条：如果病人有伤害自己或他人的危险时，可先不考虑保密条款。告知病人这一限制会让他们更有安全感。心理治疗不同于普通的互动，它的过程要经过深思熟虑的核验，并通过特殊的组合方式形成结构框架。通过开发和管理治疗情境的结构，即治疗框架，才能实现治疗互动的分析。治疗框架对治疗过程的管理作用，就像问题中的各种设置对最后答案的作用。治疗框架能够确保治疗在正确的方向上前进，克服在治疗过程中产生的压力和诱惑。这些压力与诱惑是反移情、再现、互动的潜意识方面，必然会在治疗工作中产生。

当我们进行治疗时，我们的重点是将潜意识的出现和个体力量最大化。治疗框架就是为增强这两个目标而设计的治疗关系模式。因它支持这两个目标，所以它和治疗过程相辅相成。此外，在面对可能破坏稳定的情感交叉流时，治疗框架起着维持治疗的作用。

从本质上讲，治疗框架承载着治疗，有助于实现我们帮助病人自助的目标。朗认为，治疗师之所以会偏离治疗框架，几乎都是因为反移情。

每一次治疗互动中都存在着一些组织原则，这些组织原则可能在意识层面没有被明确地表达出来。但是想法、信念以及目标，即使隐含在潜意识里，也决定着我们如何、何时以及为何与病人互动。不过并不是每种关系模式都能进一步实现心理动力治疗的目标。事实上，有些关系模式反倒让识别潜意识的过程更加困难。例如：建立一个亲子互动式的、心理教育模式的，或学生—教师关系的框架，对进一步实现将潜意识过程最大化和支持病人的个人能动性没有太大的帮助。此外，呼叫—回应、提问—回答式的互动模式，没有为病人留下充足的内在反思空间。反思对于联想意识流的产生，以及治疗师和病人核验哪些最初看起来是不相关的材料是必要的。心理动力治疗发展了一种针对治疗情境的结构，用于最大化提升治疗师更好地理解潜意识过程的能力，并且培养病人不断发展其滋养自我生活的能力。阿德勒（Adler）和我（Bachant）在我们的论文《自由联想和分析性中立：治疗环境框架的建立》（*Free Association and Analytic Neutrality: The Structure of the Therapeutic Situation*）中广泛地讨论了这个话题。

此前我们讨论了尊重、不评判以及共情调适是创建抱持性环境的必要因素，它们确保治疗工作的有效性。这些态度是创建治疗框架过程中非常关键的组成部分。治疗框架促进潜意识过程的出现，支持病人成为真实的自己。

如同治疗态度支持治疗框架，治疗框架同时也向治疗过程提供支持。阿德勒和我建立的框架是由两种不同寻常的关系模式定义的：自由联想和分析性中立。当两者结合使用时，对治疗过程有协同作用。

在进行分析的过程中，治疗师和病人有着不同的工作任务：病人负责自由联想，治疗师负责保持分析性中立。自由联想和分析性中立共同建立了一个结构，这个结构提供边界，破坏神经症原有的平衡，帮助我们探索心理深处的动机。由于治疗过程会强烈地触发双方各自的情感触发点，因此需要一个能够吸收和涵容这些力量的治疗框架。框架是管理分析性冲突强烈程度的最基本层面，而幻想、移情、反移情和再现的激活是增强强烈程度的燃料。在经历了强烈的情感激流后，自由联想和分析性中立为治疗提供了稳定性。治疗框架是一种"精心构建的情境，在这种情境下，自发的非结构化关系可以安全且有意义地展开"（Adler and Bachant，1998）。治疗框架是治疗过程的基础，让病人和治疗师处在一个包容的环境中，着眼于内心深处，引导和吸收内心深处的狂风暴雨。

## 自由联想

阿德勒和我认为，自由联想是促进病人自由表达的根本。对于病人来说，这并不是件容易的事。毕竟这意味着将常规的社交规则抛在一边，向另一个人完全敞开自己。这可能是一项艰巨的任务。自由联想对敞开自己的要求更多：它需要病人不逃避或是毫无克制地说出自己的想法，哪怕是那些针对治疗师的种种猜测、感受和幻想。在心理动力治疗中，治疗师被授予了进入病人内心世界的特权，这就意味着，对隐私的常规顾虑要被搁置在旁。大多数人在接受治疗之前从来没有这样做过。因此，在治疗之初就告诉病人，心理治疗需要双方共同合作，病人要与治疗师交流脑海里想到的一切，这对治疗有帮助，也是治疗过程必不可少的一部分。治疗师要明确邀请病人告诉我们其所想到的内容，哪怕是令人不安的、尴尬的、困惑的、与性相关的、羞耻的、激进好斗的、古怪的……如果这样的内容是关于治疗师的，那治疗师告诉病人说出这些想法，对于促进工作的深入，加深病人对于治疗过程的理解，以及了解其自身对治疗做出的贡献，既重要又具有价值。

很多心理治疗建立在病人对于自身经验的有意识的觉察上。但另一方面，心理动力治疗的组织也围绕着捕捉和获得病人幻想、恐惧、愿望和潜意识过程中强大的、情感驱动的表现。自由联想给病人提供反思的空间，并让病人重视互动中出现的联想。当病人告诉治疗师头脑中的事时，那些因为太痛苦而被抛到意识的悬崖边缘的问题，已成为治疗关注的焦点。自由联想发展出了一种结构，在这种结构里，病人可以在人际互动的背景下，进行更深层次的内在整理。心理分析过程是治疗师在关注病人内在世界，以及病人与治疗师或他人的人际关系这两个焦点上轮流切换的过程。派因（Pine，1993）将经验分享描述为一个强大的治疗因素，是治疗情境本身的结构所固有的。

　　自由联想象征性地代表了关系的许多方面，例如把身体与身体感受连接起来，早期母婴的亲密关系（不受控制的暴露、无条件地接受和分离等为其特点）。自由联想的目的是唤起自我最脆弱的部分——那些被回避掉的幻想、愿望、恐惧和冲突。结合自由联想进行治疗最有用的一个方面是：当治疗偏离正常轨道的时候，能够被识别出来，并提示病人和治疗师这是防御出现的信号，提供给病人和治疗师一张病人在关系情境下产生的阻抗地图。自由联想帮助病人和治疗师克服阻抗，并提供进入动态潜意识的途径。自由联想同时也在治疗情境中构建了非对称的亲密关系，使病人能够逐步建立信任，并展示更为深入的经验。它还有另外一个非常重要的功能：通过不断对抗难以抑制的自我判断和自我惩罚的倾向，构建一个治疗情境。通过不断努力不假思索地说出脑海中自然浮现的事，病人能够平稳、持续地与自我抑制功能进行对抗。只要有更多的机会让病人成为自己内心的观察者和体验者，所有这一切都是可能的。这一过程明显不同于单独的自我反省或有更多互动的关系模式。自由联想允许病人从不同的视角看自己——将自己视为治疗过程中的一个客体、对治疗有利的积极建设者、自己的同盟。这一积极过程促进了观察、合作以及自我整合功能等方面的发展。

走出创伤：心理动力学关系创伤治疗技术

# 分析性中立

在心理动力学思维中，中立有着特殊的含义。它不是指将个人的性格或情绪隐藏，不是指治疗师在情感上保持中立或者面无表情地进行治疗，不是指治疗师不去展示真实的自己，何况这也不可能。在病人面前，有成千上万种方式展示着我们是谁——声调、面部表情、衣着、语音留言、治疗室……我们无法隐藏真实的自己。中立是治疗情境中的一个技术概念。它有一个重要的目的：为病人的联想和潜意识过程的出现创造一个环境。中立性的技术模式用来帮助治疗师和病人更加容易地获得我们希望能更清楚看到的感受、幻想、冲突和投射。阿德勒和我所指的分析性中立由三部分组成：在冲突中保持中立、在顺序中保持中立以及在移情中保持中立。

## 在冲突中保持中立

具备中立能力的治疗师承认并接受病人的真实体验——病人的愿望、恐惧、感受、幻想、信念和意图，因为治疗师知道这些都是值得探索的东西，而探索到的，将会更多。治疗师会承认病人的经历原本的样子。具备中立能力的治疗师，不会让那些不想上学的学生去上课；不会对想要离开丈夫的妻子说她应该努力经营好婚姻；也不会对因为父亲的死感到愧疚的儿子说你不用愧疚。中立要求治疗师承认病人心理现实的真实性，理解病人的现实是复杂和多方面的。冲突总是存在的，当病人体验的其他维度出现时，前一天还充满激情的情绪，到了第二天会变得截然不同。如果不利用分析的权威去验证一个有偏见或片面的观点，就很难找到承认病人主观现实的方法。例如，病人可能会要求我们同意他们的父亲不爱他们，但如果我们同意了就等于否认"更多"——父亲爱他们——尽管爱的方式是虐待、忽视或批评。在冲突中保持中立，要求治疗师成为一个耐心的倾听者，在回应中有所保留，为"更多"留出空间。因为所有的关系都是矛盾的，许多病人开始治疗时的想法都是非黑即白的，所以在我们的反应中给"更多"留下空间，可以避免过早下定论和限制对病人的理解。

### 在顺序中保持中立

在顺序中保持中立是指在治疗过程中尊重病人的独特思路。保持中立的治疗师，理解病人的治疗过程是由多种因素决定的，并接受问题、联想和顾虑出现的顺序。比如，在谈到父母时，病人首先会谈到与他发生冲突较少的那一位，想要与病人探讨与其冲突更多的那一位，需要先从更稳固的治疗关系中获得安全感。尊重病人的顺序能帮助治疗师在治疗过程中找到最佳路径。比如，当我们等待和观望病人是如何开始一次治疗时，我们就是在技术性地实践如何保持中立。否则，我们就会难以理解病人的思绪来自哪里。心理过程是特别复杂的。除了识别那些使病人的潜在内容变得模糊不清的问题，治疗师必须谦虚地意识到，只有病人才能引导我们了解他们的潜意识愿望和恐惧。具备中立能力的治疗师从不试图规定问题的顺序或时间，而是尊重病人的自发过程。

### 在移情中保持中立

分析性中立中对治疗师要求最高的、最耗费心力的就是与移情相关的中立。在某些时刻，病人不可避免地会把我们当作其早年的主要照顾者。不管我们成为谁——病人的批判性超我、犹豫不决的母亲、令他高兴的祖父母、施虐的父亲、与病人有关的或病人幻想的无数角色中的任何一个，病人在我们身上获得的体验与我们自身的体验大不相同。也许在治疗工作中，最为挑战的事情就是治疗师允许自己成为病人的移情对象，而且这种投射的体验与我们自身的体验完全不同。然而，正是因为接纳、参与以及探索这些移情性投射，我们才得以有最广泛的机会帮助病人成长。在移情中保持中立，意味着允许病人在治疗关系中发展移情性投射，将情感性信念带入治疗过程。治疗的焦点超出病人的既有经验，转到治疗室内正在发生的事情上。治疗师带着好奇心与移情性投射相处，感受此时此刻因为与投射产生连接而来的情绪、恐惧和幻想。这些感受都是直观的，是治疗师与病人单纯相对而坐地谈论事情所不能比拟的，因为这其中加入了感受与情感的连接体验。治疗师通过表达移情性解释，整理病人未成型的、通常是早期的冲动、感情、冲突和焦虑，可消除与病人之间的压力，并开始绘制未知领域的地图。

治疗师应牢记，病人除了会对治疗师产生移情外，也会对治疗情境产生移情性投射。治疗过程的组织方式——治疗师传达的界限的性质、治疗室的布置、治疗师的穿着、费用如何收取等，也会刺激移情性幻想、愿望和恐惧。对治疗框架产生的移情让我们有机会探索病人的期望和其组织自己世界的方式。移情应受到欢迎，治疗师应把移情当作探究病人经历的重要方面的重要机会，而不是必须遵守的规定。

在移情中保持中立，意味着治疗师要竭尽全力地避免一些态度、立场或技巧，因为这些会持续地使病人倾向于发展一种特殊的移情体验，过度阻止、满足、支持、劝说或给予道德压力也不行（Adler and Bachant，1998）。治疗中的挑战在于，有时治疗师会有意识地指导或者控制病人的移情，比如让病人喜欢我们，或者暗示他们要成为我们的好病人。相反，我们的目标是以开放和好奇的心态，承认移情活动，探索它的发展。说起来容易做起来难，作为心理动力过程的一部分，这需要治疗师持续地参与移情过程，而不是去分析。这些投射和再现，连同它们所承载的幻想、愿望和恐惧，如果能够被识别、探索以及带入治疗过程，将会丰富整个治疗过程。作为观察者去倾听病人，作为参与者投身于移情活动，在这两种方式之间灵活切换，是增进理解的重要因素。如果这些过程不发生的话，我们就无法对病人的经验有最深刻的理解。中立不是指导或控制病人的移情，而是投入于探索移情。

将自由联想以及分析性中立整合于心理动力情境结构后，我们就搭建了一个可以承受分析工作中出现的各种压力和风暴的工作框架。这个工作框架旨在将病人的潜在感受、幻想和冲突最大化地呈现出来。此外，它也为结构提供了很多内在的好处。心理治疗是一个充满张力的过程，不断考验着治疗师和病人。采用一个能够涵容和支撑治疗的结构，能够帮助治疗师更好地管理过程中的张力，让治疗稳步进行。

第二部分

# 核心概念

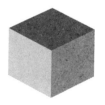

Exploring the
Landscape of the Mind
An Introduction to
Psychodynamic Therapy

"我们的心底有一位先知，他永远在不停地低声诉说着：那目光所及之外，是无穷的未知。"

——弗雷德里克·道格拉斯（Frederick Douglass）

治疗框架帮助治疗师穿过治疗过程的激流，是使这轮探索心灵的航船不偏离航向的桅杆。但为了明确我们的方向，我们需要确定要探索领域的基本特征。我们将从幻想谈起，因为幻想能指引我们抵达内心的未知领域。幻想让我们了解内心世界是如何被组织的。我们将探索创伤、幻想以及移情之间的亲密关系，研究移情和反移情所体现的情感连接，最后以探讨阻抗和多重功能的原理来结束这段旅程。我仅就自己的视角讨论这些概念，因此必然忽略这一领域已经出现的大量成果。本书是入门书籍，重点讨论在开始心理动力治疗时，什么是必须要了解的。进一步探索这些概念至关重要。

# 第四章

# 幻想

　　之所以最先探讨幻想，是因为幻想是我们了解心理、愿望、恐惧和欲望的窗户，而这些造就了独一无二的我们。幻想揭示了病人潜在的心理结构，能让我们一窥其过去的遭遇以及应对方式。幻想向我们展现了心理是如何组织的，暴露出病人的所思所想。理解病人的心理组织是我们倾听和干预的基础。

　　在心理动力学工作中，幻想的概念比一般用法显示得更为广泛。从心理动力学的角度来看，幻想的产生过程转化为叙事形式，叙事内容包括：愿望、恐惧、防御、想法以及组织经验的关系模式（Isaacs，1952；Solms，2003）。我们曾经经历的爱与虐待、用来对抗痛苦的防御、对他人的依恋、创伤、自动模式以及道德义务，全都交织在我们的幻想创造的意象、期望和叙述里。幻想的过程就像编织，它收集着我们内心的思绪，并以交叉纵横的方式将思绪织成一条壁毯，透过这条壁毯，我们可以理解内心世界。关注幻想，我们能看见病人心理世界的色调、波动以及模式。我们通过幻想走进内心体验，用幻想代表内心体验。幻想综合了无数超越意识经验的心理活动，并以一种叙述体验的方式向我们展示了这些活动。

幻想在治疗工作中有双重含义。在普遍用法中，人们意识到他们有特定的幻想，例如：与有吸引力的潜在伴侣结婚；预想下次看牙会有多痛。这里的幻想指的是特定梦境、愿望以及恐惧的内容，它们以情感经历和情绪体验为基础。这些幻想可以是有意识的，也可以是潜意识的。很多人早已论述过幻想的这部分问题（Arlow，1969；Beres and Arlow，1974；Brenner，1982；Goodman，2017；Ellman and Goodman，2017；Levin，2018；Smith，1977）。布伦纳（1982）认为幻想的这一方面是不同的心理机能——内在冲动、对冲动的防御和道德考量——相互妥协的结果，它们结合在一起形成我们熟知的叙事，刺激我们创造性成长或者为我们营造安全感。

幻想的这一层含义关注的是特定幻想的内容。对幻想内容的理解隐含着一个事实，即幻想总是具有情感和评价的维度。更简单地说，我们的幻想承载着核心的情感体验，包括愿望、恐惧、早期防御和道德要求。这些幻想全都专注于追求快乐或者逃离预期的痛苦。就像本质上具有评价性维度的意识一样，幻想"告诉我们对事物的感受"（Solms and Turnbull，2002）。

虽然所有的幻想都包含特定的内容，然而从发展的角度讲，幻想的内容与我们一同成长，它融入基本主题，在时间的流逝中，随着我们的成熟与经历而不停改变。在我们的心理经济学里，幻想有多种作用：满足愿望，提出危险警告，保护我们免受内心恐惧的侵扰和痛苦回忆的折磨，刺激我们采取行动，鼓励我们的创造性冲动并在困难时期支持我们。幻想增强了我们在世界上的存在体验。我们甚至可以说幻想让我们的生理体验易于理解。

然而幻想的另一个方面可能更加重要。幻想的过程是心理组织功能的一种体现。我们观察幻想，不仅是为了接触病人内心世界的活跃内容，也是为了看到内心世界是如何被组织起来的，这个人是如何综合纷繁混乱的生活的。从此意义上讲，幻想指的是一种心理整合功能，它承载并体现了无法以其他方式表现的大脑活动过程。幻想体现了自我的某一方面，是一种通过言语和自我对话来调节的意识（Solms，2003）。幻想将精神功能的各个方面结合在一起，形成一个连贯的叙事，捕捉并象征着病人经历中重要、基于情感的主题。把幻想描述为心理整合功能的一部分，提示我们在理解幻想的时候，过程与内容同样重要。

幻想的过程代表了我们内心的精神组织，一个始终存在且活跃的组织。阿洛（Arlow，1969）强调"幻想活动，不管是有意识的还是潜意识的，都是精神世界永恒的特征"。艾萨克斯（Isaacs，1952）从客体关系的角度抓住了这种双重本质，她把幻想描述为"精神上必然的结果，本能的精神表征"，因此存在于所有体验中。幻想是心理活动组织维度的体现，是关于我们过去的、以情感为基础的内在叙述。从这个意义上说，幻想及创造幻想的过程一直伴随着我们，且于生命之初，在我们学会走路、说话、微笑之前就开始了。

　　大多数人都听过这样一句话：一起激活的细胞连在一起。通常，我们这样理解这句话：重复性体验在大脑中形成特定的神经连接，相比那些较少被激活的神经网络，这些神经网络更容易被触发。它们充满燃料，我们称之为增效，因此它们更有可能再次被激活。反复使用这些神经网络会增加它们被刺激的可能性。就像不锻炼的肌肉会萎缩一样，不锻炼某些神经网络也会降低这些神经网络被激活的可能性。从心理学层面思考心理或大脑的这些实际情况，能够让我们从另一个角度理解，为什么我们的病人在人际关系中会重复适应不良的行为，即使这些行为并不能让情况变得更好。我们的大脑已经准备好快速且自动地对刺激我们的早期关系模式、记忆和幻想的情境做出反应，而这些都承载着根深蒂固的情感愿望、恐惧和防御。尤其是在处理童年时期的关系创伤时，早期的经历和期待会自动与我们的心理机能连接起来。这些早期未被整合的经验，已经做好准备 —— 随时被当前人际关系刺激出来的幻想激活。

杰里（Jerry）和艾比（Abby）因为总是无法控制地争吵而前来接受夫妻治疗。他们依然深爱着对方，但无时无刻不对对方感到愤怒，因此两人越来越怀疑是否能够继续走下去。杰里尤其会被艾比的不在意激怒，她总是意识不到自己的言行有多伤害他。丈夫的暴怒让艾比感到危险，她通常会陷入一种充满愠怒的沉寂中，时不时回以消极、挑衅的话语，这些话语又使杰里更加暴躁。亲密关系常常会刺激早期关系模式的出现，毕竟这些模式是在我们早期关系经受考验时形成的。杰里和艾比需要找到一种方式，以摆脱自动激活早期体验的模式——杰里与自己的情感核心缺乏连接，这正是他和父亲关系的特征；艾比随时准备在丈夫身上看到自己与母亲之间愤怒、相互吵闹的关系的残影。处理他们的关系，首先需要让他们理解他们在相互刺激对方，然后帮助他们发展出识别情感被激活的前兆的能力。他们俩都需要学习对自己的幸福承担更多责任，而不是期望或者要求对方把幸福带给自己，这种幻想深深根植于童年时期希望被父母好好照顾的渴望。只有意识到这一点，他们才能继续前进，在自动模式仍然运作时接受自己的反应。治疗的最后一个阶段需要他们在被激发的冲动和当下的互动之间发展出一个反思空间。这需要时间，需要他们二人积极地参与进来。在艾比的幻想中，亲密关系不安全；杰里则幻想他与人建立关系的方式只有两种——爆发或者切断，而杰里的这些幻想被他与艾比的生活自动且强劲地激发出来了。这些关系模式从他们很小的时候就开始运作了，而今又被无缝嵌入进彼此的日常生活中。他们的幻想带有一种神经心理，通过这种神经心理，他们可以感知他人并与他人建立连接。

总的来说，幻想是一种持久的、内在的、以情感为基础的心理功能。重要的想法、期望、愿望和恐惧启动了我们的神经网络，使我们更倾向于使用某种特定的心理模式。通过以情感为基础的自我理解，幻想连接了我们的身体与大脑（不管是有意识的还是潜意识的）。它们代表主观的内心体验，使复杂的心理过程能够被有意识地体验到。通过揭示、检验和探索幻想，我们帮助病人理解他们内心组织的更深层的内容。

这种与病人通过幻想交谈的体验，能够使病人立即认同治疗师说的话，反之亦然。站在病人的视角看待我们内心正在发生的事情，可以让潜意识浮现出来（Solms）。索尔姆斯（Solms，2003）认为潜意识幻想这个概念最大的优点是：用病人自己认同的语言揭示病人痛苦的原因，让不可思考的内容变得可以思考。

伊迪丝（Edith）刚一坐下，就向我讲起，她先前跟我提过的晚宴将在这周末举行，她很害怕。"我要主持晚宴，"她说，"我不想去！"她微微一笑，眼里却噙着泪水。"我只是害怕！"她重复道。我注意到"害怕"这个词反复出现在她的话语里，这让我感受到她的情绪处于紧张状态。是什么引发了这种紧张感？这种感觉是童年感受和幻想的残留痕迹吗？是什么被激活了，才让她如此紧张？伊迪丝说她邀请了她最好的朋友和另一对夫妻，她和丈夫都认识这对夫妻，还很喜欢他们，但是她强烈地想要取消晚宴，这种感觉几乎让她无法承受。

我感受着她的感受，邀请她探索这种害怕感："听起来我们真的需要理解这种害怕的体验。"

"我不知道……有太多的责任，太多的压力：我必须准备好可口的饭菜，家里要无可挑剔，要让每个人都感觉良好，确保大家都开心。要做的事情太多了。我只是不想做。"

"听起来是挺糟糕的。"我回应道，"但是你不想做的是什么呢？是举办晚宴，还是把这些让人吃不消的要求强加在自己身上？"

伊迪丝想了一会儿，说："我明白你的意思了。我不想对自己有这些要求，但这是我为人处世的方式。当我和别人在一起时，我必须成为那个取悦者，每件事都不能出错。我不得不忽略自己去照顾他人。我唯一能够做我自己的时候，就是我一个人的时候。"

我想到伊迪丝所说的就是移情中我们的关系。在我们的互动中，她可能觉得需要取悦我，或者离开我。过去她曾经用不同理由取消了我们的多次见面。然而此时此刻，我感觉到与她待在一起并探讨这个问题是迫切需要的。伊迪丝需要对这个她已经意识到的模式有更深入的理解。我回应道："难怪你不喜欢和别人待在一起。在别人面前，你不允许自己做真实的自己，还对自己提出严苛的要求……一直都是这样吗？"

"在父母面前我一直这样！"她喊道，"为了让父亲高兴，我必须和他一起演奏音乐；为了讨得母亲的欢心，我不得不在她面前放弃自我。我知道，如果我不按照她的要求做，我就一点机会都没有了。她从来没有喜欢过我。很早以前我就知道，只有当我独自在房间里做我的艺术项目时，我才能做我自己。"

"所以，你并不是真的讨厌与人相处，你讨厌的是斩断与自己的连接，成为取悦他人的人。"


伊迪丝在她当下的生活中按照属于她原生家庭的期望生活。她的核心幻想是如果她不和自己切断连接，她就不会被人爱，这样的幻想不但体现在她和朋友的关系中，还体现在和自己的关系中。最重要的问题不是她要不要举办晚宴，而是她是否应该为了和别人相处而放弃自我。伊迪丝在她与家庭成员的早期相处中形成了这样的观念，尤其是她童年时期形成的想法 —— 母亲不爱她，以及恋父情结。

幻想是一个核心的心理过程，帮助我们看到和了解心理活动的基本组织。然而其他的心理功能也在影响心理组织的结构。我们在阻抗和防御过程中看到的核心依恋与潜意识冲突，无可避免地会受到儿时焦虑的刺激。学会识别核心潜意识冲突可以帮助病人和治疗师理解感受和行动，否则它们一直隐藏，无法触及。冲突，特别是婴儿时期的冲突，是心理功能避免不了的核心问题，影响着我们的思维模式。同样的，大脑的妥协功能、整合功能一直在工作，将那些愿望、恐惧、道德信息、防御以及感受综合到一起。幻想的产生利用了依恋和核心潜意识冲突，经过遍及各处的整合过程，创造出妥协形式，给体验带来结构和框架。林奇（Lynch，2018）认为，正是这些妥协形式中一直存在着的隐藏结构，让幻想可以通过无穷无尽的摇摆变换的方式来组织冲动、防御、道德诉求以及惩罚，并表征内心体验。

# 第五章
# 幻想、移情和情感激活的密切关系

如果我们不理解病人是如何幻想那些会触发他们的童年经历的，我们就无法认识创伤。

当我们在考察创伤与幻想之间的关系时，需要记住的一点是：心理总在不停地建构现实。心理（我们怎样思考和感受内心与现实世界）不是静止的。它是活动的，一直在无休止地建构意义、冲突、防御、安全策略、愉悦、道德观念等。建构现实的过程永远存在着。然而，我们必须要记住，这种心理建构的灵活性是由一个相对稳定的心理结构框架来平衡的（Adler and Bachant，1998）。在面对复杂的发展性创伤时，我们需要思考病人为何以及如何在这个时候用这种方式来建构他的创伤，同样我们也需要逐渐认识到这种建构发生时的框架是什么。随着成长和成熟，他们的核心主题会从每个人经验里那些相对稳定的、不断积累下来的依恋关系、冲突以及创伤中浮现出来。

幻想使这些主题变得鲜活。

作为大脑如何组织和赋予过去和现在意义的一种表现，幻想无时无刻不在影响着病人的体验，在治疗过程中也是如此。幻想，锚定在内在和外在世界的综合体中，是移情的源泉。移情之所以被重视，是因为它能明确当前互动模式的含义，揭示一直活跃着的、存在于潜意识的愿望和恐惧，这些潜意识愿望和恐惧从童年时期就持续地塑造人们的经验（Bachant and Adler, 1997）。治疗关系会激发那些早已形成的移情性愿望和恐惧，即便是在治疗师还在评估、建构或组织当下的关系时。

移情动力学影响我们的整个生命，因为作为幻想的一个子集，移情调节潜意识组织。即使是那些切实可行以及恰当的反应也存在着某种移情。与幻想类似，移情也是一种普遍存在的过程，移情中包含了各种表征：一个人、一个地方、一种心理结构，甚至一种过程，比如关系模式。举例而言，汉娜·西格尔（Hanna Segal）在她的论文《对死亡的恐惧》（*Fear of Death*）里提到，有一位病人，他的母亲对他冷漠、没有爱意，这位病人把对母亲的感觉移情到所生活的国家上——病人说国家寒冷的天气正在杀死他。我的一位病人出生时患有百日咳，母亲的悉心照料"挽救"了她的生命，因此她发展出一种模式：让自己受伤害从而可以不断地呼唤她婴儿时期的母亲。有时候她会开玩笑地说她觉得"红灯都在伤害她"！她如何在我这里感受到受伤害是我们工作的重要部分，这些会从她试探我的边界行为中反映出来，她会提特殊要求：延时几分钟，要一杯水，调高或调低空调温度，拖欠治疗费用，等等；她也会幻想我和其他病人有什么瓜葛。我的另一位病人则通过不断取消预约以及更改治疗日期来向我展示她的童年体验：她更多地相信自己是一种麻烦，无法肯定自己的价值。再现之中充斥着移情，移情捕捉病人从性格成型期以来受到组织原则和意向的不断影响（Adler and Bachant，1998；Stolorow and Lachman，1984，1985）。怀特（White）认为移情和阻抗是一座横架在病人内心世界与分析情景中的人际关系之间的桥梁。阿德勒和我（1998）将移情描述为潜意识幻想的衍生品和主观体验的整合者。移情，使我们能够以一种我们都能识别的形式实现我们独特的内在体验与外在经历的融合。

　　从精神分析诞生之初，创伤就和幻想联系在一起。弗洛伊德（1905）很早就意识到创伤不可避免地与幻想有关，与人们如何感知和整理创伤事件有关。理解创伤与幻想之间的关系，可以提醒我们，创伤和最终出现的症状不存在一一对应关系，不存在简单的因果范式。相反，多种因素汇聚在一起决定了创伤是怎样组织和进入心理发展的各个阶段的。虽然复杂的发展性创伤往往牵涉到许多外部因素，但是在心理治疗中最为重要的一点是，创伤是一种内在过程，创伤是由内部心理组织的。

一个人如何对童年经历赋义，很大程度上取决于他的内心。幻想——一个关于生理现实、期望、早期愿望、恐惧、思想以及关系再现的综合——塑造人们如何感知、组织创伤，并将创伤整合到自我身份、性格以及心理中，简言之，创伤融入人格的方方面面。

幻想在另一个方面也至关重要。作为大脑或心理工作过程的表征，幻想活动为我们提供了移情或反移情现象的骨架。在与重要他人互动过程中，形成的被大脑驱动着的期望与假设被整合到叙事中，这些叙事尽管并不总是有意识的，但却会在幻想中表现出来。从早期人际互动发展出来的情感关系是这个结构的核心（Panksepp，1998；Schore，2015；Ginot，2015）。用这种方式，经过移情调整过的幻想在我们有意和无意的决策中起着关键作用。

从治疗上说，通过治疗室中的核心移情结构，我们"看见"和体验病人的心理结构。移情把幻想的内容和过程带进体现病人基本问题与冲突的有意义的表现中。


莉莉开始讲起她在工作中遇到的问题。她在一家大型律师事务所工作，是一位非常严厉的律师的行政助理。有两通电话没有记录进团队日程表中，被无意中漏掉了。这个疏忽让莉莉感到害怕，她长时间纠结于此，尝试找到一种解决方法。她有一种强烈的感觉，那就是她必须找到一种方法在老板面前隐藏自己的过失，同时也有一种强迫自己承认错误的冲动。可实际情况是，这两通电话没有出现在日程表上并不是莉莉的责任，因为这是另外一名助理的职责。此外，这两通电话其实是几个星期之后的事情，公司的日程表每天都会更新，所以她们有大把的机会解决这个问题。当莉莉去找那位负责日程表的助理时，她惊讶地发现，那位助理只是简单地把事件添加进日程表，没有任何焦虑的表现。"我惊呆了。"她说。

"你以为她在处理这种情况的时候会像你一样焦虑。"我回应她。"我确实是这么想的。"她说，"我无法相信这对她来说根本不算个事儿。""你以为你的老板会像你小时候父亲对待你那样大发雷霆，你想象你的同事在老板面前感到和你一样的恐惧。"我说。"她轻描淡写地处理这个问题真让我目瞪口呆。"她说。

接下来莉莉谈到了她发给我的电子邮件，她说自己可能会去城外，并询问是否可以通过电话进行治疗。"我非常意外，"她说，"你的回复邮件写得是那样的体贴和亲切。我以为你会生我的气。""我为什么要生你的气？"我回应她，对唤起她的幻想很感兴趣。"我不知道，我想我总是认为自己做错了什么，如果我要什么东西，任何东西，尤其是我想要的，我就会陷入麻烦之中。"我注意到她对我的反应的移情性期望，与她期望中的如果老板发现她在日程表上犯错，她会陷入多么大的麻烦之中，在情境和结构上非常类似。并且这些期望最终可以追溯到童年时期如果她惹了麻烦，会引发父亲的暴怒。在交谈过这个话题之后，莉莉详细讲起一段往事：有一次她和父母一起吃早餐，母亲正在为孩子们准备午餐盒饭芝士三明治。莉莉的母亲大声说："哎呀，我忘了！你不喜欢芝士三明治！"莉莉在父亲面前非常害怕承认这一点，她知道这样的特殊要求会招致父亲的暴怒。"不，我现在喜欢芝士三明治了。我真的喜欢。"她这样告诉母亲，从此开始了持续多年的否认模式，否认自己喜欢的和想要的。

如果我们学会倾听幻想及其移情的表现，我们就能在每一次的治疗中见到心理活动的迹象。这在处理复杂发展性创伤时尤为重要。为了让我们对自己生活的世界做好准备，进化让创伤被铭记。许多种类（感官知觉、结构相似、现世的联想等）的相似性都会激活创伤，这取决于原始创伤的强度。它一直存在于治疗室中。这种视角为我们提供了无数的机会去接触病人创伤和冲突经历的主要组织因素。值得注意的是，当自我功能没有被更强烈的情感激活压倒时，它允许我们与病人一起工作。通过病人的幻想呈现给我们的最细微的表现，我们能直接感受到病人的痛苦。

这节治疗一开始，维塔（Vita）就说道，与自己求职班的许多同学相比，她的求职统计指标（发送了多少电子邮件、打了多少通求职电话、参加过多少次面试）始终位于本组末尾。她提到，昨天半夜她因强烈的恐惧感从睡梦中醒来，她询问丈夫能否让自己抱一下，她认为触摸他能够缓解内心的焦虑。她的焦虑确实得到了缓解。我想知道，她尝试触碰丈夫是否就是她童年寻找消失的母亲的再现，这个话题一度是我们工作的核心焦点。

维塔问道："为什么我会有如此强烈的恐惧感？"我见到维塔正在反思她的感受，她在允许自己从另一个角度观察自己，而不是让自己陷入其中。我打算支持她的新能力，于是我回应说："我认为这是个非常重要的问题。"维塔说她想不通这个问题，因为现实即便再痛苦，也不至于充满恐惧。她讲了一段经历，她曾经主动提出与多年前认识并喜欢的一位男士聊十分钟，结果她从他那里得到的回答是："给我一个和你聊天十分钟的理由。"虽然他的回应相当让人讨厌，然而维塔并不打算就此退却。她回信说她多年前遇见他时就喜欢上他了，同时也告诉他自己正在找工作。他的态度立刻柔和下来，说自己正在印度，请她下周给他打电话。维塔用这个例子强调即便找工作的过程并不顺利，她还是能想办法做成一些事情。然而现实和她的恐惧感并不匹配。维塔说她知道自己对现实生活中出现的事情的感受程度超出了正常值。回到由于找工作而引起的强烈恐惧感的话题，维塔说："我自己在找寻什么东西……可我甚至都不知道那东西是否在那。"这句话引起了我的共鸣，它闪耀着意义的光芒。在我的脑海里，维塔还是个蹒跚走路的小女孩时，三个相继出生的孩子已经永远地改变了她的世界。她寻找与母亲的连接，尽管她已习惯了怀疑自己能不能找到。我暗自思忖，她常常认为找不到母亲、失去母亲是自己的过错。我告诉维塔，我被她的话打动了，并让她充分沉浸在"寻找某种东西，却不知道它是否在那里"的体验中。这让她想起了什么？我重复着她的这句话，让她能从另一个人的口中听到。

维塔已泪流满面，说起自己刚开始找工作时没有人要的"屈辱"，但又不得不努力寻找她想要的。这种屈辱的体验在这里被激活了。很显然，维塔并没有把求职当成寻宝——一种只要付出艰苦的努力就能有收获的过程。对她来说，求职有着不同寻常的情感意义，它充满了一种"耻辱"的情感体验——尝试重新和慈爱的母亲建立连接，但往往徒劳无功，这位慈爱的母亲因为连续生了四个孩子，早已不能承担更多照顾她的责任。维塔找工作的经历是她早期创伤记忆的再现，她想要找回曾经拥有的母亲，可又不断怀疑自己能否找到她。

我们必须记住，创伤性幻想不仅可以在人际关系中再现，还可以在病人与自己，与身处世界的关系中再现。维塔在找工作的过程中再现了寻找消失的母爱的经历，其结果是这样的寻找使她感到毫无希望。我评论说，她寻找工作的感受听起来和她小时候寻找失去的母爱的经历非常相似。维塔立刻明白我指的是什么，她说她很难再回忆起这段经历，以至于让她难以相信这竟然再度发生了。我回应说，我们用很多不同的方式去记忆。我的脑海里回想起范德考克（2014）的忠告：身体从未忘记。虽然关于寻找母亲以及不确定母亲在哪里的经历，她已没有清晰的记忆，但她的身体和行为记住了那段经历。在探讨了这种可能性后，维塔告诉我此前从未提及过的一些事情。她说在她很小的时候，父亲常常外出钓鱼，时间很长，有时甚至一个星期，在那些时间里，维塔想要不顾一切地抓紧母亲。

使维塔虚弱的幻想和自动防御对她的影响非常大。维塔和我从许多角度讨论了早期家庭对她的影响，维塔不断发展的理解帮助她对抗早期情感损失带来的感情和冲动。然而维塔依旧脆弱，她会自动跳转到被右脑主导的情感信念中。这样的情感信念激发了失望感和绝望感，这些感受和她小时候寻找失去的连接有关。请注意，我并没有说维塔有一个虐待她或是忽略她的母亲。事实上，很明显，维塔的母亲爱她。我们看到的是维塔自己形成的潜意识幻想叙事的结果，这种叙事对她的思想、感受以及行为保持强烈的控制。这个例子中，激活情感的关联事件是求职，被印刻进去的是"屈辱"体验，一种努力尝试得到自己想要的东西却又不抱任何希望的"屈辱"体验。


对儿童早期不幸事件进行探索，需要我们重新思考对创伤的理解。对于人们如何感知使童年动荡的事件，承认幻想所起的作用非常重要。对于治疗复杂发展性创伤，很大程度上是把创伤当成事件来看待 —— 病人遭遇的事情、他们被迫忍耐的事情。但是把人作为创伤的客体，把创伤作为一个独立的事件，阻碍了人们对于创伤的理解，也忽略了人作为能动主体的那一面。创伤不仅仅是发生在人身上的事件，它更是与人共生，影响人的精神结构和躯体状态的内在过程。人们积极地处理他们经历的困境，借由以情感为基础的、对自我和他人的幻想进行调节，虽然并非一直是有意识的。尤为重要的是，因为创伤会使人丧失功能、不堪重负，所以我们千万不要忽略人们在感知、处理以及应对自身经历时所发挥的积极作用，尽管他们并不总是有意识这样做。

要理解创伤性童年经历不仅仅是发生在病人身上的事件，它还积极参与改变我们思考创伤的方式。它帮助我们将目光锁定在创伤是如何在病人心中形成的决定因素上：创伤对当事人意味着什么。进入病人的核心幻想是理解这一问题的关键。同时这也为我们指出，这一过程既是病人积极控制的过程，也是他们可以做点什么的过程。这一点至关重要，因为创伤会让病人深陷其中，感到无能为力。

治疗师无法回到过去，无法改变病人曾经遭遇的丧失、被虐待和被忽视的事实。但是我们可以通过与病人交流时的语言、语气、行为以及与病人建立关系的方式获知我们正在与病人交流着什么。如果我们仅仅把创伤当作一个事件，或者病人的一段经历，那么我们可能会不知不觉地分散病人的注意力，使他们不去关注他们如何整理创伤——他们如何理解发生在身上的事情。早期经历激发了哪些幻想？他们会用虐待的方式强化或者重建无力感吗？他们是否通过麻痹自己来回避内心的痛苦？他们不断陷入相似情景中，是为了获得控制感，还是因为无法与早期关系模式分离？他们是否下定决心改变创伤对自己的重要程度，因此直面经历过的创伤？他们是否发现通过让自己陷入受害者的体验中，有些欲望被满足了？将复杂发展性创伤看成一种过程，能够重新鼓舞病人将自己视为生命的主宰。这一点的重要性不容小觑。倾听病人如何处理自己的经历，如何幻想它们，如何与它们建立连接，如何躲避它们，从本质上说，如何利用它们，对帮助病人与他们自我中积极的一面重新建立连接非常重要。

# 第六章
# 移情和反移情

　　前文已经提到过移情是幻想的特殊子集，幻想是所有经验的特征。在治疗互动中，移情意味着苏醒、表达与象征。移情无处不在，总是存在于所有的体验中，也影响着所有的体验。通过治疗活动，我们逐渐意识到它是心理活动的一部分。移情行为将病人组织、处理人际关系的过程直接呈现于治疗中。移情是独一无二的，充满了愿望、恐惧、期待和行动，这一切构成了我们的世界，塑造了我们。移情是心理治疗的核心，因为它来自于激发我们感受的核心情感人际关系，并为我们勾勒出这样的关系。在心理治疗情境的独特的、非对称性结构中，我们致力于阐明病人的内心世界，探索他们的移情反应，这将帮助我们更好地理解人际领域中复杂的人际动态。有着强烈情感的幻想性愿望和恐惧为这些动态添加了燃料。在心理治疗情境的独特结构中，我们可以通过一段情感关系来考察移情行为，单纯的谈话交流很少能做到这一点。识别和分析移情十分有价值，因为它让参与者直接了解那些受情感控制的思维、感受、防御以及行为模式。这种直接的体验让心理治疗工作从谈论内容到进一步揭示病人的情感感受，发现影响他们所有体验的潜在组织。

每位参与者都将他或她独有的幻想内容与移情反应带进治疗过程。当焦点放在病人的内心世界为交流互动带来了什么影响时，我们谈论的是病人的移情。当治疗师反思被病人以及交流过程激起的内心愿望、感受和幻想时，我们谈论的是治疗师的反移情。双方参与者把仅属于他们自己的心理特征带入治疗进程，然而合作者之间的相互交流和主体间距离，则是相互构建的（Adler and Bachant，1998）。心理治疗关注病人的移情、治疗师的反移情为紧急关系模式提供线索的方式，以及双方共同构建的交流互动方式。

移情和反移情行为在心理治疗中拥有特殊地位，因为它们为病人与治疗师之间的关系提供了形式和实质，对此可加以分析、检验、探索及理解。我们运用强大的人际关系工具来揭示、理解病人怎样处理他们的经验。移情分析之所以如此有用，是因为它将心理组织连同其情感成分放在了心理治疗过程的核心位置。谈到广义上的性欲，弗洛伊德（1912）雄辩地描述道：

走出创伤：心理动力学关系创伤治疗技术

只有移情才能起到"无法估量的作用，使已被病人埋藏和遗忘的性欲冲动立即显现出来"。在直接、即时的互动中，移情和反移情让双方都有所行动。弗洛伊德（1914）在其重要的论文《回忆、重复以及修通》（*Remembering, Repeating and Working Through*）里提到：

> 那些被病人遗忘和压抑着的事情，不会被病人记起，但会见诸病人的行动。病人不是用记忆来重现那些事情，而是用行动：他用行动重复着，当然，丝毫没有意识到自己正在重复。

这样的行动有多种形式——从毫不起眼的到可以危害治疗进程的。理解基于移情的再现行为，能够让我们找到许多机会深入探索那些与自身和他人最亲密的关系。

移情活动涉及内在维度——参与者在关系中表现出的已形成的期望、关系模式、愿望、恐惧、冲突以及道德要求，也涉及主体间维度——与另一个人的人际交往。大多数时候，移情活动悄无声息，总是作为病人当前所关注问题的背景存在。移情影响依恋与认同，这些依恋与认同是病人自我意象的重要方面。同样的，移情也影响病人与自我以及他人的关系模式，而这些模式正是他们想要改变的。在关系中，移情体现了病人的心理组织。作为治疗师，我们对于它们的存在一知半解，只有当这些未被代谢掉的、未被整合的移情冲动侵入到治疗进程中时，我们才会有所注意。例如，当我们感受到受虐狂病人的攻击性冲动时，当我们感受到情欲因素开始出现在沟通互动中时，或者当我们怀着可怕的心情预感病人要求我们提供更好的服务时，我们可能会觉察到它的出现。因此，检查移情和反移情活动为我们提供了运用人际关系找寻病人核心心理活动的可能性。

能够在移情中工作并不是无师自通的，有时人们会感到困惑。我们怎样识别移情活动？我们应该以多快的速度参与和解释移情？如果移情性投射威胁到了治疗关系，我们该怎样解决？我们怎样培养移情，同时又不被移情劫持？我们何时询问病人谈论的内容是否指向我们之间的关系？我们可以做些什么来深化移情的参与程度？我们如何以及何时运用反移情识别、参与病人的移情？

已经有很多探讨如何处理移情和反移情的重要读物。从本质上讲，移情是关系的呈现。这种关系有着自身的渊源，它源自病人曾经重要的、有意义的人际互动——那些由生物、心理、社会所决定的经验。在治疗互动中这样的关系得以重现、表达以及象征。我想在此处强调的是，在移情中工作的本质包括勇气——当移情出现在治疗互动中时，敢于去探索、检验以及分析。移情可以表现为幻想、行动、再现、愿望、恐惧、身体体验，以及与自我和他人的关系。我们可以感受到一位病人的移情：他害怕自己如果做了自己想做的，而不是他人期待的事情，治疗师或者别人就会生气。同样，一名用语言或者行动

　走出创伤：心理动力学关系创伤治疗技术

寻求安慰的病人，我们可以用不加评判的好奇心去关注那个过程，而非反移情式地遵从他的期望。本质上说，更让人安心的方式是帮助病人理解为什么他们想求助于人，或是为什么他们不能安慰自己，而不是满足病人潜意识的愿望。这样的过程也向病人传达着：我们真诚地想要了解他们的内心世界，我们想要全面了解他们。

在我们觉察之前，移情的再现就已经重复出现过了。关键在于识别互动中的再现，然后以不加评判的好奇心开启治疗过程。研究移情行为最微小表现的价值在于，治疗师可以深入探索对于病人而言最具意义的领域，同时也让病人拥有一个心理空间来反思他们的经历。对于有复杂发展性创伤的病人来说，在检查未整合的心理材料时维持自我观察非常重要。他们可能会深陷于早期充满情感的感受和信念中，以至于失去了与更核心的自我的重要连接。在病人的自我观察功能完好无损的时候，揭示病人对我们之间关系的幻想的细节，可以通过反思病人的内心世界来缓和移情风暴。这种反思激发了早期的渴望、非理性的恐惧以及根深蒂固的冲突。探索病人移情活动的细节需要给予病人用来反思其经验的空间，并且尊重他们对自己的反思。

伊迪丝在治疗时讲到下个月她会有多累：有工作、要帮助丈夫、接上大学的女儿回家、出差、见朋友……尽管这听起来很吓人，我也能理解她对这些事情的反抗情绪，但她向我讲述面临的问题的方式，让我在心里不住地想：她真的疲于应付吗？如果是这样，即便她提到的现实状况的确如此，那么她的这种感觉又是从何而来？

我有一种明显的感觉：伊迪丝在向我索求什么。从她的话语里，我听到一种向我恳求的声音，一种想要我可怜她，或者对她的处境表示同情的声音。我感到她正在尝试向我展现一些她希望我见到的东西。我告诉她，我知道她有成堆的事情要做，下个月将会非常繁忙，然而我也好奇此刻她在治疗室里的感受。我告诉她，我并不确定此刻发生了什么，但我感觉到，她正在谈论的并不仅仅是那些向她的生活奔涌而来的一件件事情。我好奇地询问她，是不是在某种程度上，让自己感到疲于应付十分重要，或者向我展现她的繁忙对她而言十分重要？也许她的这种与自己和我的关系模式能透露些什么。

毫不犹豫的，伊迪丝告诉我，她讨厌这种感觉。这让她无时无刻不感到恐惧和紧张，没办法盼望任何事情。但接着她停顿了一下，然后告诉我说，在她还是个孩子的时候，她就总是忙、忙、忙。她忙于课题、学校作业、啦啦队、音乐训练，她不记得当时是否有现在这样疲于应付的感受。我问她有这种感觉多久了，她说从她最小的孩子上学后就开始了。她思考了一会儿，把手伸向我，接着又收回来面向自己，说："我觉得那是一个转折点，让我不得不关注自己……这让我很焦虑。""焦虑？"我问道。"是的，焦虑。当我忙于学业、工作、任务，再到后来忙于照顾孩子，我都不用关注我自己。这样更轻松、更安全。"她停了停，泪流满面，"现在，我想知道我是不是为了让自己安心而让自己感到疲于应付。我想我唯一允许自己安心下来的方式就是让自己疲于应付。"

在我们的移情关系中，我感受到某种情感的再现，她用恳求的方式将自己呈现在我面前，通过对情感激活痕迹的察觉，伊迪丝开始了对自己经历的反思。我们通过合作注意到这种再现，并且积极对其进行考察，因此我们能够更全面地探索她关注自己时的焦虑，探索她如果不首先感到疲于应付就很难让自己安心，以及探索她偏好在负担过重的情况下与自己及我建立连接。

# 第七章
# 阻抗

弗洛伊德（1900）将阻抗定义为"任何中断分析工作的因素"。然而我们必须牢记，阻抗，除了阻碍治疗之外，还如同所有心理活动，具有多种功能。举例来说，阻抗让我们远离痛苦的感受，表达或者再现潜意识幻想，维持我们与重要他人的关系，再现自我惩罚与自我破坏的冲动，保护核心关系模式，表达强烈的负罪感和羞耻感，维持心理平衡，此外也许最为重要的是保护我们的自主性、身份认同以及自体凝聚性的稳定不受到冲击（Adler and Bachant，1998）。

即使是最有说服力的治疗师也认为，阻抗存在于每一次治疗中。它无可避免，因为接受治疗就意味着病人想要改变，但我们对于改变的想法也永远抱有矛盾的心态。从生命早期，我们发展出一种内在精神框架，一套基本的观念、愿望、恐惧以及关系模式，最终变成一套永久的心理框架，构建内在和外在经历。这套框架在许多方面都很管用、很重要，因为它具有适应性。它让我们面对世界时可以做出预测与调整，不必每次都要随着环境的变化而改变自己。然而，我们需要知道，这套框架是特定心智的产物，是由早期以情感为主导的右脑以及不成熟的认知功能塑造出来的。存在于我们心理框架中的那些想法、幻想、信念以及关系模式，往往被右脑驱动的情感性信念和潜意识里幼儿时的错误观念打上烙印（Ginot，2015）。对改变的渴望笼罩在恐惧的阴影下，哪怕是对这个早期精神组织的微小改变也能激发出强烈的恐惧感。这套心理框架代表了我们面对多重的、相互冲突的心理力量时所能发展出来的最佳平衡能力。即使是怀有改变早期精神组织结构的愿望，也会让我们感觉如坠深渊。难怪弗洛伊德说阻抗伴随着心理治疗之旅的每一步，避无可避。

所以，阻抗是心理平衡的守护者。也正因为如此，病人投入了大量精力来维持它的运转（Adler and Bachant，1998；Rangell，1983；Freud，1937；Fenichel，1941；Greenson，1968）。这听起来让人感到沮丧，然而事实恰恰相反。阻抗是儿童时期最重要的成就之一，它创造出来的早期儿童策略为我们提供了终身的保护。

在感知到危险的时候，阻抗保护了心理平衡。用来保护情感平衡的策略多种多样，从自发的、无意识的防御机制，到解决方案出现之前使用的临时调整策略，或者那些我们极度依赖的策略。只有从外部有利的角度看，阻抗或者防御机制的形成似乎是不必要的、适得其反的，是妨碍自我发展的。我们同时也必须记住，任何事情都可以为防御机制服务。尽管临床工作者们曾一度认为防御机制的数量有限，但是今天我们知道，人们的运作方式更加全面，任何触手可及的心理功能——思考、感受、幻想、行动——都可以用来服务于防御和阻抗（Brenner，1982）。在我们帮助病人理解他们依赖的、早已不再适用的童年的应对策略时，这样的思路非常重要。我们将在第三部分更为详细地探讨防御机制。阻抗是一种创造性的内在过程，帮助人们度过了动荡的岁月。阻抗作为一种重要的成长工具，让我们在遇到情感挑战时能够正常运转，它值得被尊重与重视。

因此，对治疗师而言，与阻抗一起工作具有极大的价值，因为它直接为我们指出了病人的核心问题。阻抗为我们描绘了一张病人恐惧、幻想以及冲突的未知领域的地图。面对阻抗，我们应该欢迎，而非恐惧；应该与之成为朋友，而不是将其推离（Van der Kolk，2014）。通常情况下，阻抗与创伤联系在一起，也与那些为了解决早期情感问题而形成的策略有关，它展示了人们想要保护自己的渴望，这种渴望充满了创造性和勇气。和阻抗一起工作的核心是欣赏这段历史。当病人告诉我们想要改变自己，但是又很难做到这一点的时候，我们的工作是揭示他们对于维持想要改变的行为所投入的情感。这可能会很棘手，因为一些病人很难相信，让他们感受到痛苦的竟是他们一直以来努力坚持的行为。治疗师通过在治疗情境中揭示病人主观体验的细节和意义，帮助病人理解这个自相矛盾的事实。作为治疗师，我们要提出下列相关问题：他们在逃避哪些情感？是什么使他们感受到心理平衡受到了威胁？他们使用了哪些保护措施？对病人来说，与罪恶自体有关的哪些信念在纠缠他？幻想中的哪些关系被保存了？病人如何看待治疗师的行为？而提出这些问题的关键是激活我们的好奇心。

阻抗笼罩着治疗过程的每一步，但我们可以学着在治疗中把它当作盟友。阻抗是治疗师最强大的工具之一，因为一旦它被理解，它就能帮助病人理解他们的经历。就此，散落的碎片开始聚合了。

# 第八章

# 多重功能

为理解创伤对个人发展的影响，我们需要在头脑中建立一个框架来处理心理功能本身的复杂性。大脑是所有生物器官中最复杂的，如同天上繁星，我们能看见的仅仅只是很少的一部分。埃德尔曼（Edelman, 2004）告诉我们，如果以一秒钟一个的速度数神经突触，需要 3200 万年才能数完！大脑不仅产生意识，还调节着情感与行为反应。大脑的结构、高级认知功能及核心情感系统都是进化的产物（Panksepp, 1998; Stefánsson, 2007），是为了效率和灵活性而组建起来的。因此，我们大多数的心理活动都是潜意识的。那么，我们该如何组织对心理功能和精神发展的思考，以便更好地了解其他人的内心正在发生着什么？

本章中，我们将首先探索影响个人发展和心理功能的因素的本质，并将其分成三个领域：生物、心理和社会决定因素。其次，我们将讨论多重功能的原理。最后，我们将强调牢记"每个人内在生命的独特性"的重要性。

## 心理功能的生物、心理、社会决定因素

每当我们问自己：他究竟为什么要那样做？我们其实是在问：是什么决定着他做出这样的决定？为了达到某种特定的感受、思维或行为的体验，我们总是会潜意识地考虑许多原因。我们总是从内在与外在经验中综合大量的信息。

芭芭拉（Barbara）有着这样的经历：还是婴儿的她生了病，是母亲的悉心照料把她从疾病手中救了下来，但姐姐因此嫉恨她偷走了母亲的关注。这一切成了她后来选择丈夫的依据。刚刚提到的两个因素在芭芭拉心中占据重要的位置，然而决定她行为的并不仅仅是这两个因素，因素总是有很多。在治疗中，治疗师的任务是帮助病人更好地了解自己，然而我们如何从病人无数的话语与行为中整理出头绪呢？许多治疗师使用的其中一种策略是：将经验的决定因素大致分成三类——生物因素、心理因素及社会因素，统称为生物—心理—社会医学模式。这个模式认为行为和经验受到从分子到文化的多层次组织的影响（Borrell-Carrio, Suchman and Epstein，2004）。请记住，每种因

素都会对病人的经验产生一定的影响，这将有助于我们避免以单一的方式认知病人的世界。

### 生物因素

个体经验的生物决定因素是一种连续变量，从轻易可以被别人观察到，到不为人知。眼睛或者皮肤的颜色，身高，是否有先天性身体畸形，比如内外足、漏斗胸或者六指，这些都是可以被轻易观察到的特征。另一类生物因素则被掩藏了起来，轻易不会被发现。这类生物因素的一个例子就是一个人与生俱来的焦虑阈限值。现在我们知道，一个人的焦虑倾向性是由多种遗传基因共同决定的。有很多这些遗传基因的儿童的焦虑阈限比较低，这意味着他们非常容易变得焦虑。只遗传到这些基因的少数的儿童会更不容易让自己焦虑，我们可以说这些孩子对焦虑的耐受力较高，或者具有较高的焦虑阈限值。挫折忍耐力、内向或外向、情绪心境、敏感性以及适应性被认为是具有生物特质的气质特征。另一个最初无法观测到的生物因素是精神疾病的基因遗传。精神分裂症和双相情感障碍是遗传性疾病，通常要等到青春期晚期或者成人早期，病人表现出明显的相关症状时才会被诊断出来。它们对病人的影响可能在很多年后才会显现出来。生物因素，比如抑郁倾向，直接对个体的思维、感受以及人际关系产生影响。此外，还存在着遗传与环境的交互作用，这样会调节或者加大生物因素的影响力。比如，身体

　　　　　　　　走出创伤：心理动力学关系创伤治疗技术

上的疼痛，特别是在儿童时期经历的手术、事故或医学治疗，这些会对防御、幻想和应对策略的发展产生强大的影响。生物决定因素可以直接或间接地影响人们的经验。

### 社会因素

心理组织的社会因素既包括具有更为广泛影响力的文化规范，也包括人们与原生家庭成员有着怎样的亲密关系。影响儿童发展的社会性经历难以计数。父母是否有能力给予孩子情感性回应，对于孩子的情感以及社交的发展有着深远的影响。在一个彼此感情疏离的家庭里，一个慈爱的祖母对于一个痛苦挣扎的孩子来说就是救命稻草。影响儿童发育的其他社会因素的例子包括：父母爱的能力；兄弟姐妹和其他家庭成员的行为；父母或者照顾者用语言表达情感的能力；对儿童的忽视或者虐待；对社会规范和文化价值观的交流沟通，比如重视成就还是家庭关系。生命进化驱使着我们成为社会性动物，一种为了生存，必须与他人建立连接的生物。在考虑动机时，社会因素往往是人们首先考虑的因素。诸如：她小时候没有被爱过，因此忽略自己孩子的需要，或者是他的家庭不重视教育，因此他从来没有想过要上大学。这些解释也许包含了部分事实，却也将一个存在许多变量的复杂情况简单化了。回到我的病人芭芭拉的例子，她童年生病时母亲的全心照顾，以及姐姐对她的不满，这两者都是她心理组织的社会决定因素。如果她是第一个出生的孩子，或者如果她的姐姐对于失去母亲的关注有更高的忍耐力，她的体验将会大不一样。我们当前的生活与我们的历史充斥着影响我们思考和感受方式的社会因素。

**心理因素**

我将心理因素对心理发展的影响放在最后，是因为这些特征对生物因素和社会因素的意义都有显著影响。心理因素的范围包括人们感知生物和社会现实的方式，以及给经验赋予的意义。心理因素是理解动机的关键。人们对生物和社会力量的阐释可以大相径庭。例如：在面对一个创伤事件时，有人会用其巩固自己受害者的感受——"坏事总发生在我头上"，"我只是走了背运"，"你无法逃避命运"；而有些人将创伤事件视为一个需要忍受的挑战，一次能够摆脱危机的机会。就算是生活在同一屋檐下的同卵双胞胎也会用不同的方式解释他们的经历。同样的，我们不能假设我们小时候觉得好的或者不好的事物对我们的孩子产生一样的影响。我们必须要一直牢记，每个人的生物、心理、社会决定因素具有相当大的复杂性和独特性，一概而论帮助不了我们。

例如，在芭芭拉的案例中，我们虽然谈论过相关的社会因素——母亲的悉心照料将幼小的她从疾病中拯救出来，而她的姐姐，愤恨于母亲为了照顾妹妹而忽略自己。这两件事对芭芭拉来说有着巨大的影响力，但我们没有提过芭芭拉内心的心

理因素 —— 她怎样组织这些社会影响。芭芭拉的一个重要的心理决定因素是：将惩罚放进了与自己和他人的关系模式中。惩罚是芭芭拉心理现象的首要因素。惩罚与施虐、受虐再现在她的性生活、与别人的互动过程、移情关系中，当然还包括与自己的关系中。在潜意识里，芭芭拉因为自己是俄狄浦斯式的胜利者（她赢得了母亲）而惩罚自己，因为自己本该早就死了，可现在还活着，同时也认同了姐姐的攻击性。惩罚自己既满足了姐姐的攻击性愿望，也让自己重新成为需要母亲照顾的受害儿童。

自我惩罚是一种十分普遍的心理因素，必须将之弄清楚才能取得最佳的治疗效果。它通常是潜意识的，需要通过移情、再现以及检查病人如何与自己和他人建立关系才能发掘出来。自我惩罚是一种心理因素，它扎根于病人感知、处理以及整合社会和生物影响因素的方式。不了解心理因素在个体发展过程中的重要性，我们就无法对人们的心理功能拥有深刻的理解。

对于那些多年尝试怀孕都未曾成功的夫妇来说，刚收养一个孩子，接着就怀孕了，这样的情况不算少见。当养母生下女儿的时候，玛吉（Maggie）才 14 个月大。她那时还不会说话，只能用眼泪和莫名其妙的怒火来表达她的痛苦。很显然，她的父母对两个女儿都很喜爱。她的妹妹是一个备受宠爱的孩子，性格开朗，有着一头金色卷发。而玛吉的脾气不好，头发是黑

色的 —— 她与家庭里的其他成员截然不同。玛吉认为妹妹的到来意味着她不够好，她的与众不同是可怕的，她是个天生的坏孩子，并且正因为如此，父母才生了妹妹。玛吉的父母爱她，然而玛吉对童年经历的理解导致她得出一个与事实非常不符的结论。随着时间的推移，这些童年幻想逐渐成为顽固的信念，对玛吉的心理和人际交往能力产生了深远的影响。在治疗之初，她极度缺乏与自己的连接，她不知道自己是谁。她不爱她的丈夫，也无法和丈夫有所连接，她嫁给这男人仅仅是因为他想要她。她对自己真正想要的或喜欢的几乎一无所知。玛吉，这个非常聪明、有创造力、有想象力的女人，在她生命的前五十年里，活得像是自己的一个影子。

当我们谈论心理因素时，我们需要意识到，事实不是唯一的重点。至关重要的是人们如何解释这些事实，以及他们从经历中得出的意义。要想理解病人内心发挥作用的影响因素，最重要的是要认识到，解释那些早期生活事件的人是个孩子。儿童对生活问题的解释和策略是在其认知功能尚未成熟的时期形成的。那些塑造了心理经验的愿望、恐惧、幻想、观念与思想都被儿童式的逻辑思维与理解打上了烙印。尽管如此，这些早期的思维与关系模式逐渐形成了个人的心理地图。它们可以被自动激活，并且往往是潜意识的。

孩子们对他们的生活环境和情感困境的理解往往不为人知，

甚至不为父母所知。而且这些内容常常隐藏在内心深处，因此连孩子自己也不了解。心理决定因素是最重要的，也是最难以被揭示的，因为它们是隐秘的，像是入侵身体细胞的病毒。很多时候，孩子完全不知道这些想法和幻想，也不与任何人交流。这些想法和幻想更多地存在于潜意识行为以及内心对话中。揭示、探索病人为治疗师的、他们自己的，或者他人的行为或言语赋予的意义，将有助于我们帮助病人更加全面地理解他们自己的动机。

很大程度上，因为经验中的心理决定因素永远无法被透彻了解，所以理解人的动机才会如此困难。人们寻求方法去整合常常相互矛盾的目标，所以无论是生物的、社会的还是心理的，每一个领域都给发展带来无数的影响。心理与大脑不断地从外部和内部领域综合信息。这样的综合过程是自动的，而且大部分是潜意识的。这就是为什么当你不得不做一个重大且艰难的决定时，往往睡一觉后再做决定要比列出优缺点清单的效果好得多。

人类的生活是多面、复杂的，所以无法简单归结为一对一的关系。我们不能说因为父母鼓励孩子勤奋学习，孩子的学习成绩就一定很好，就像我们不能说一对夫妻不重视教育，因此他们就不会有一个热爱知识的孩子。心理机能涉及太多的因素，过于简单的解释无法反映真相。

但是，我们可以更进一步思考心理活动不同层面之间的相互作用——它们最终决定人们的体验。除了经验中的生物、社会、心理决定因素外，任何行动、想法、症状或者恐惧也都存在多种功能，它们满足了多种内在需要。比如在芭芭拉的案例里，她的受虐倾向通过惩罚自己满足了姐姐的攻击性愿望，同时也可以向母亲哭喊寻求帮助。韦尔德（Waelder，1936）提出了多种功能的原则，他认为心理症状可以缓解冲突，同时冲突也引起了心理症状。恐惧症、强迫症、防御机制，甚至偏爱的与世界建立连接的模式，都存在多种影响它们是否以及如何被表达的内部因素。布伦纳（1982）认为大脑持续性地参与了妥协的形成过程，所以心理功能可以被观察到的层面都是焦虑和痛苦、防御和道德考虑之间的妥协。当我们开展心理治疗工作时，我们需要记住，一个人的每个动作、每个想法、每种感受、每种体验都是由多种因素决定的。无须多想，我们就能得出一个准则——对多种力量的最好平衡来自大脑。当我们认识到这些多重决定因素基本上是被潜意识组织起来的，即使是最简单的动作，其背后的复杂处理过程也足以让我们自惭形秽。

　　由于这种复杂性，我们必须时刻牢记，不能一笔概括人的行为、症状、动机或是人格特点。人们把生物、心理、社会因素与思考、感受、行动以及关系模式相结合，这些模式为他们独有，并且为他们提供了多重功能。不了解心理活动规律的人经常会要求治疗师说出某种行为的含义，或者这些行为从何而来。但是治疗师不能假定一个吹毛求疵、爱评判人的人有同样挑剔的父母，或者一个人有施虐倾向是因为他的父母就是虐待狂，或者总是帮助别人的人就是善良的 —— 善良也许是他们的一个方面，他们的善良也可能是为了补偿自己无法承认的内心暴怒及攻击性。因此我们要做的应是：必须永远认识到如果没有关于一个人的生物、心理、社会史，以及当前机能的大量信息，我们就无法对他们进行概括。心理功能太过复杂，无法简化为少量的变量。我们的每一个理解都是不全面的理解。当我们把这个概念付诸实践，在解释经验时做到每次都秉持这样的观点，我们就是在帮助自己、我们的病人以及我们的事业。

# 第三部分

# 治疗技术：倾听过去的足音

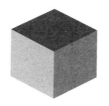

Exploring the
Landscape of the Mind
An Introduction to
Psychodynamic Therapy

"只有心灵才能感受本质，真正重要的东西，眼睛是看不到的"。

——《小王子》圣－埃克苏佩里（Antoine de Saint-Exupery）

所有治疗师都知道倾听对治疗效果至关重要。倾听鼓励病人与我们交流他们的心理组织，也创造了一个反思的空间。倾听让我们感受病人。我们受过专业训练，不仅要仔细倾听治疗中病人呈现出来的内容和感受，还要仔细倾听病人与我们交流时表达的多层含义。治疗性倾听从根本上讲就是用心聆听，去理解病人表达的意义、感受以及他们的思想是如何组织的。只有理解某些行为、想法、感觉和幻想意味着什么，我们才能理解并最终帮助这个独特的个体。要发展这种理解，我们必须学会倾听病人诉说内容的细节，以及他们在治疗情境下的主观观点。

也许在倾听有复杂发展性创伤的病人讲述时，治疗师面临的最重要的挑战是改变对权威的看法。即使病人来向我们寻求帮助，即使我们被认为是专家，治疗性倾听也要求治疗师明白，我们对病人的感受必然是有限的。倾听时把最重要的权威交给病人，既表达了治疗师尊重的态度，又给了治疗师分析的空间。我们需要以谦卑、尊重和不评判的好奇心来倾听病人。最深入和最集中的治疗只是治疗师了解病人身上运作力量的复杂性的开端。倾听使人感受到幻想、移情和再现的核心。对于那些经历过童年丧失、虐待或忽视的病人来说，这种倾听至关重要。因为童年创伤改变了病人的心理平衡，使他们容易失去自主权和控制权。受到创伤后，人们需要安全感，而且通常来说，希望得到照顾。虽然病人可能需要在创伤后立即得到照顾，但我们的目标是帮助病人恢复自主权和控制自己生活的能力。为了进一步整合，治疗师要专注于帮助病人整合他们心理中起作用的力量，而不是我们认为的起作用的力量，毕竟治疗师的理解只能是接近病人，而不能代表病人。只有病人知道引导心理功能的三类因素（生物、心理、社会）的力量之间独特而复杂的平衡。在任何时候，只有病人可以决定什么是可能的。在治疗有创伤经历的病人时，处事及言谈的得体、时机、合理性尤其重要，因为带有指导性的治疗方法会削弱病人日益增强的恢复个人能动性的能力。

在尊重的框架（最终的权威在于病人）下，治疗性倾听可以让治疗师倾听组织体验的潜在愿望、恐惧、想法和幻想。从根本上说，我们倾听的是潜意识的活动，是被搁置一隅、不被关注的内心呼声。这些呼声隐藏在每次治疗时病人的叙述、感受、防御、移情、意义、再现、组织以及治疗师的反移情里。

每一次治疗都有等待着被挖掘的微观表现。以下章节概述了揭示这些潜在内容的多种方式。我们可以通过很多方式进入潜意识过程：关注病人的讲述顺序、象征性表现、口误，追踪病人的联想，检查我们自己的感受、幻想和联想，审查再现，注意姿势、语调、愿望、整体组织主题，此外最重要的是留意病人与我们的关系模式。在治疗有创伤经历的病人时，对病人如何展开叙事感兴趣，能让治疗师获得了解病人一直逃避的心理内容的线索。

我们需要记住，有些方面未被整合的重要原因是没有被意识到。这些原因可能是关系创伤发生在生命的早期，在孩子还没有能力用语言组织经历的时候。它们可能是难以忍受的痛苦，可能会隐藏可怕的愿望，可能包括依恋需求、防御或为满足内在或外在需求而产生与自身经验分离的冲动。童年时期遭受了长期精神性情感困境的病人，身体中往往带有自我不完整的一面。那些被分离出去的部分携带着原始的恐惧或幻想。要求病人说出这些具体化的感受和恐惧需要技巧，掌握了相应的技巧就可以触及其他方式难以接近的心理内容。"试试能不能听到哽在你心头的声音。""你那刺痛的心在告诉我们什么？"让病人画全家福是范德考克（2014）用来表达早期亲缘关系的一个技巧。这一技巧可以让病人借助绘画表达他们自己可能无法感受或了解的潜意识内容。

与自我分离部分有关的防御通常有这样的表征：得不到照

顾或保护就无法生存。

想要攻克这些防御，首先要认识到它们的重要性，理解它们如何保护儿童最早期的自我体验。

从根本上说，我们需要理解孩子为创造一个安全的环境所做的投入，即使他是以脱离自我为代价。

在后期工作中，治疗师可以帮助病人看到他们当前生活中的问题与最初作为解决他们童年问题而发展出来的"解决方案"之间的联系。在整个治疗过程中，我们还需要揭示使这些防御性的解决方案继续显得有价值的隐藏起来的满足感。

当我们倾听内容、顺序、情感、象征性暗示、隐喻、声调变化和身体表达时，我们也在与病人保持联系，思考和感受病人想从我们这里得到什么。在移情中倾听是困难重重的。保持对内容层面的理解会让人感觉更容易、更安全、更不具挑战性。但经过一百多年的对治疗工作的反思，我们知道关注病人如何看待我们，如何与我们互动，尤其是他们想从我们这里得到什么，可以帮助我们直接与他们的潜在内容连接起来。这是可以加深理解的捷径。病人是否希望治疗师或者治疗有高质量的效果，就像他们的父亲对他们有高要求？他们希望得到母亲或祖父母的安慰、理解和关心吗？他们希望自己因为敢于拥有自我需求和想法而受到惩罚吗？他们想要得到童年时无法得到的认可吗？他们想要证明自己真的很有吸引力吗？理清病人是如何组织他们想从我们和治疗中得到的内容或东西的，有助于我们引出他们最深层的动力性问题。倾听我们的内在声音传达的反移情冲动——感受、想法和幻想，可以帮助我们倾听病人想要从我们这里得到些什么，为我们与病人的互动提供线索。

倾听过去的足音，尤其是倾听传达创伤经历的潜意识过程，是心理动力治疗的核心。掌握激发病人体验的组织是深入工作的重要部分。以这种特殊的方式倾听需要一套复杂的、高度自律的倾听技能，这与普通的交流非常不同。从本质上讲，这种倾听包括揭示病人语言和非语言交流中隐含的多层含义和结构。这些倾听技能需要治疗师在感知病人和感知自己的内心之间进行复杂的互动。个人在心理治疗中的经验对于学习如何最好地使用这些技能是必不可少的。

出于教学目的，我把倾听的各个层次分成了不同的类别。当面对个人的实际经验时，这些类别常常会结合使用。然而，为了简单起见，我们将倾听的基本层次构建为：内容、感受、防御、移情和反移情、意义、再现及组织。这一部分的重点是倾听技能，倾听病人和治疗师的对话中表现出的情感困境的多种形式。了解应该听什么以及发展性创伤如何表现，可以帮助治疗师更好地阐释他们对病人的理解以及如何开展接下来的治疗。

第九章

# 倾听内容

## 关注病人正在说的

　　倾听病人倾诉的内容通常是治疗师学习的第一项技能。当我们倾听内容时，我们是在倾听病人的想法和真实的体验，是在听他们讲述的故事。他们试图传达给我们什么呢？他们讲述的有意义吗？他们描述的是抽象的还是具体的？这些故事是连贯的还是让我们觉得有缺失的部分？对于病人所解释的内容，我们的理解是否与病人的一致？

　　对病人来说，告诉他们应该做什么、如何做或者治疗师认为问题是什么，这些话他们已经听过很多次了。而有人极其真诚地倾听他们倾诉是一份意义深远的礼物，有些病人在此之前从未有过这样的体验，这非常不同。当我们发展倾听和思考病人所说内容的能力时，我们的尊重、好奇和非批判性的兴趣能够深化病人被倾听的体验，进一步刺激病人联想、记忆、愿望、恐惧和幻想的出现，并供我们探索。当病人感受到有人倾听和注视真实的自己时，这种重要的转变就会发生。

## 练习转述内容

转述内容让我们在理解和共情病人的经历时有所准备。它打开了一扇门，让其他类型的心理内容得以呈现。好的转述并不是重复病人说过的话。理想情况下，转述是用不同的表达展示病人表达的精髓，让病人知道你是真正理解了他们表达的想法和事实。转述时，语句应该简短并且集中在病人传达的重要信息上。扬（Young，2009）描述了转述过程的两个步骤：

1. 仔细倾听病人倾诉的内容。

2. 反馈病人一个凝缩了病人想法和事实的非批判性版本。

坚持练习转述内容，直到这件事对你来说变得很容易。

病人："我的儿子出生后，我父母就搬过来和我们一起住了。近一年来，我父亲总是想让我按照他的方式做事情，对此我很困扰。我敬爱我的父亲，也想做一个好儿子，但我已经不是小孩子了。"

治疗师："和父母住在一起让你遇到了难题，你不确定你的父亲是否把你当作一个成年人。"

# 发展反思内容的能力

我们通过反思病人倾诉的内容，含蓄地要求病人在我们偏离轨道时纠正我们，来学习、磨炼我们的倾听技能。倾听内容帮助我们与病人建立融洽的关系，并且提高对病人理解的准确性。我们无须担心自己无法与病人完全同频。一个倾听者之所以很好，是因为他总是会与病人确认自己的假设是否在正确的轨道上。如果我们觉察到有些重要的信息被遗漏了，我们有必要引起病人的注意，可以这样提醒病人："我有点困惑。你可以再讲一遍吗？"或者说："我想我漏掉了什么。你是怎么从谈论你女朋友变成谈论你父亲的呢？"哪怕我们对病人所讲内容的理解非常错误，重要的是我们能够开放地接受病人的纠正，与病人建立一种合作关系，让病人知道我们正努力尽可能准确地了解他。这种合作关系也有助于病人更充分地投入到治疗过程中，而不是简单地屈从于治疗师的权威。

学会反思内容，就要学会提问和回答这个问题：谁对谁做了什么？

# 第十章
# 倾听感受

　　沟通总是多方面的，使用的方法也多种多样。对于治疗师来说，最重要的一个方面就是通过倾听病人说了什么以及如何说的来寻找病人表达感受的线索。潘克塞普（Panksepp，1998）、达马西奥（Damasio，1994，1999，2003）和勒杜（LeDoux，1998）认为情感是心灵和认知的基础。索尔姆斯（2013）补充道：意识是内在的情感，而情感是大脑的固有属性。穿插于语言和非语言交流中的感受是了解自我和他人的核心。主体性和主体间性根植于我们以感受为基础的关系，尤其是以感受为基础的、在生命之初就被组织好了的心理模式。心理治疗基本上以情感为基础，如果感受未得到发展，表示治疗还停留在表面。情感联系是治疗成功与否的关键。

布朗宁（Browning，2019）认为，我们的感受能力是意识和关系的核心，驱动着行为和象征性功能。继迪肯（Deacon，1997）和兰格（Langer，1953，1967，1988）的开创性研究，以及结合达马西奥（1994，1999，2003）、勒杜（1998）、索尔姆斯（2013）和潘克赛普（1998）的当代研究，布朗宁认为，人类心灵的发展建立在核心情感主体的基础上。感受是意识的核心。感受就是我们所说的意识，是我们精神生活发展的驱动力。布朗宁认为，情感的投射使我们与他人形成对客观世界的看法，并组织和重组我们个体的主观世界。"我们不仅共享一个明确的外部世界，我们也在与他人的主体间互动中建构我们的内心世界。（Browning，2019）"

感受表现在语言、行为、动作、眼神交流、语调、面部表情、姿势、语言节奏中，尤其是在象征性的表达中。病人早期的组织、记忆和幻想通常在与治疗师的象征性再现中表现出来。一百多年前，弗洛伊德（1900）提出的"将情感作为获取核心动机的动力的方式"，至今仍具有重要意义。当我们倾听病人时，我们需要识别、检查和探索这些感受的表达。

感受可以与病人叙述的内容一致，也可以截然不同。一位病人谈到他父亲去世时可能会谈到丧失，但在这些内容背后可能是他不允许自己去想的强忍住的愤怒或怨恨。通过注意他表达不连贯，或者我们自己的无聊感和不连贯感，或者他所用的是一种更适合于怨恨而非丧失的语气，治疗师可以进入病人更深层的感受。如果我们只停留在病人所说内容上，我们就会错失帮助病人拥有和确认与自己及复杂经历的重要连接。未意识到的潜在的感受往往会以有问题的表达和行为方式表现出来。我们聚焦于病人叙述时的感受，会让病人有机会与被他排斥的体验连接。感受在体验的建构中起着重要作用，逻辑和理性也起着重要作用，但是感受才是刺激、改变我们的核心。情感是我们大脑皮层下神经系统的一部分，它为我们探索他人的思想和我们自己的主观性提供了基础（LeDoux，1998；Panksepp，1998）。即使是那些深受严重精神疾病折磨的人，也通常拥有与感受建立精确连接的能力（Damasio，1994；Sacks，1985）。

　　情感在缺失的时候也能被关注到。当病人谈到他发现妻子有外遇这个创伤时，他可能会因为震惊而麻木，无法直接表达自己的悲伤。在病人体会到悲伤之前，我们可能不得不陪伴沉浸在震惊或愤怒情绪中的他们。同样的，被虐待的病人通常会切断他们与愤怒和背叛的连接。意识到病人情感缺失与关注到病人特有的情感体验具有同样的意义，它是通往未知领域的路标。

## 关注病人表达中的情感部分

　　感受表现在很多方面。例如，"她又一次要求我把垃圾拿出去"这句简单的话可以传达出内疚、愤怒、烦躁、怯懦等各种不同的感受。我们的首要任务是通过音调、情感的强烈程度和

　　　　　　　　走出创伤：心理动力学关系创伤治疗技术

其他非语言线索来识别感受，训练我们对感受有更准确的理解，来确认病人表达的感受是犹如和煦的微风还是犹如可怕的风暴。当我们倾听病人讲述的内容时，我们要试着找出贯穿故事的主要情感，是挫败感、羞耻感、内疚、愤怒、恐惧、快乐，还是悲伤。我们已经讨论过感受可以用来防御其他感受，这会使事情变得复杂，因为可能不止有一种感受存在。但当我们倾听病人叙述时的情感基调时，我们还是想要倾听病人最深层、最真实的感受。例如愤怒常常用来抵御悲痛和伤害。一位病人对他的妻子说："你只在乎你自己！"这句话隐含着他因感到妻子不爱他而产生的强烈悲伤感。

理想情况下，治疗师对病人感受的反映能与对病人叙述内容的反映相结合。治疗师对感受的反映向病人传达了我们理解他们所说的事情是怎样影响他们的情绪的。为此，我们可以遵循三个步骤。第一步，识别病人的感受。第二步，与病人交流我们感知到的潜在情感。例如："当你的女儿不听你的话时，你感到愤怒。"第三步，加上促使感受形成的原因。例如："当你的女儿不听你话时，你感到愤怒，因为你太想要她爱你、尊重你"或者"因为你觉得她没有权利反抗你"。但治疗师并不是总能做到第三步。扬（2006）对这三个步骤进行了概括：你感受到（特定的情绪），是因为（阐释情绪产生的情境事实）。治疗师应练习以一种不带评判的方式向病人反映自己感知到的感受，由此可鼓励病人更加开放地表达他们的内心世界。

识别感受并不总是那么容易。当治疗师无法清晰识别的时候，一种干预方法通常会很有帮助，即用询问的语调向病人重复描述感受的词，比如："恼怒？"这会让病人对特定的感受进行更多的解释与澄清。很多情况下，将想要了解的感受用词汇表述出来，并作为一个问题反馈给病人，是一个行之有效的方法。这是一个开放的问题，使病人能够朝多个方向前进，但仍会将注意力集中在感受上。这种更为普通的询问方式容许病人自由思考和联想。这对经历过创伤的病人来说尤为重要，对他们来说，给他们提供可以控制自己治疗进程的机会是帮助他们康复的一部分。

文化、性别和家庭价值观常常阻碍人们了解、承认或表达他们的感受。比如，男人不应该感到软弱，女人不应该生气，我们不应该与自我建立连接，或者孩子不应该对他们的父母产生好坏参半的矛盾情感，这些想法在许多文化中都很常见。然而，与一般文化不同的是，治疗室里秉持的是这样一种信念：无论病人的感受是什么，都是可以理解的。感受是复杂的，也常常是矛盾的，因此有必要透过表面去看问题。有时候我们必须从细微的线索和"第三只耳朵"听到的内容中分辨感受，正如西奥多·雷克（Theodore Reik）所描述的分析性倾听。

我们不必做出完美的反馈。相反，如果我们的反馈是建立在想要更深入了解病人的愿望上，他们通常会察觉到我们的意图，并在必要时纠正我们。对于经历过创伤的病人，我们做出

　　　　　　　　　　　　走出创伤：心理动力学关系创伤治疗技术

示范接受自己的错误非常重要。我们也会犯错误，会走错路，对他们的感知和理解也会有误，甚至忘记了他们告诉过我们的事情。这也表明了我们不需要为了"很好"或体现自己的价值而强迫自己变得完美。早年创伤经历通常在儿童的脑海中被认知成缺点、失败或不足。在以非黑即白的思维模式为特点的儿童早期功能中，错误和不完美不允许存在。让病人看到，我们在与自我的互动及与他人的关系中，可以接受并珍视完整的自我，能够为病人的自我整合提供示范，打破病人的分裂平衡。

当程度强烈的创伤记忆被触发，病人不仅仅在感受、在回忆，更是在重新经历创伤，就好像那些事情正在此刻发生。从情绪感受来讲，他们确信创伤事件就在此刻发生着。理性的思考被触发的情感战胜——情感始终是"制胜法宝"。右脑的情感信念，即"事情就是这样"，加上左脑的失活，使得个体容易受到想法、感受和幻想的伤害，而这些想法、感受和幻想可能与现实相去甚远。

# 第十一章
# 倾听防御

　　恐惧具有适应性，根植于所有生活经验的结构中。通常我们不会冲进着火的建筑物里，除非我们是消防员。我们也不会靠近吠叫的狗或嘶鸣的蛇。对危险情境的逃避行为是自动的、适应的，这让我们远离危险。但并非所有的逃避都是适应性的。逃避由多种因素决定，过多的逃避会给我们的生活带来问题。

　　弗洛伊德很早就意识到，人们会设法躲避痛苦，追寻快乐。和所有生物一样，人们试图成长和保持幸福感。我们努力工作，有时候为了获得安全感或者情感上的和谐，甚至愿意付出巨大的代价，比如失去自我。为了帮助自己应对不适、疼痛和创伤，我们可以运用的其中一种方法就是发展防御系统。在我们面对具有威胁性的互动、感觉、想法和幻想时，防御能发挥作用。

我们已经探讨了倾听内容和感受的基本方式，本章的重点是如何倾听防御，以发现童年时期的组织和潜在心理过程的痕迹。学习倾听防御，识别和探索防御活动，为我们提供了一个剖析病人回避的问题的机会，从而使治疗更有效。

防御的核心是逃避，是远离威胁性的体验和努力让自己感觉更好。治疗师需要理解，对痛苦体验的预判由诸多因素决定：早年与他人的互动；对消极互动的预料；与内疚、羞耻、惩罚和早年丧失有关的幻想。防御是儿童用来应对自己无法接受的体验的策略之一，是一种创造性的、通常是在潜意识中与自己和他人建立关系的方式，这会让儿童感到更安全、被保护或更有掌控感。防御是儿童用来解决困难的一种策略，它不是治疗师要试图从病人身上剥离的部分，除非防御成为一种问题。一般来说，防御是一个持续的组织过程，病人为其投入了大量的精力。在与病人的关系中，这种投资需要得到尊重和重视，因为它保护了病人的核心自我。

我们在留心病人对防御策略的投入，明白不要试图消除这些防御的重要性的同时，也要让自己，有时是我们的病人，意识到逃避的力量和危害性。逃避之所以具有吸引力，在于它几乎瞬间就让我们感觉更好。避开干扰我们的东西会让我们的身体、生理和心理立刻得到解脱。那些经历过童年创伤或不幸的人在很小的时候就知道，他们可以采取某种行动让自己感觉更好，因此他们经常视逃避为一种理所当然的行为。有时，病人需要心理教育让自己意识到逃避的危险，认识到如何使用逃避才是有意义的，否则不断增多的逃避行为有时会引发"惊恐发作"。特别是在那些认知发展不成熟的儿童的头脑中，回避激发了一种想法，即他们能够控制危险的、痛苦的经历的发生。而且，除了能因逃避行为获得身体和情感的即刻解脱外，还有继发收益。对于许多有创伤史的病人来讲，回避是他们的第二天性，也许也是他们能够主动保护自己的唯一方法。然而，从心理学的角度讲，逃避我们害怕的事情会强化这样一种想法：有些东西总会让我们感到害怕，而不是让我们从一个更平衡的状态中评估威胁。因此，逃避只会让我们继续恐惧，而不会让我们接触被矫正的经验。起初，逃避虽然看起来像是病人的主动行为，但其往往会让病人感到越来越强烈的无助感，并且坚信自己的幻想——我所生活的世界，危险重重。从心理学的角度讲，逃避强化了我们对危险的特定观念，从而增加了我们的逃避倾向，创造了一个恶性循环。

治疗师和病人需要注意，逃避可能会加剧病人的焦虑。当治疗有复杂发展性创伤的病人时，我们还需注意，能做出直面焦虑或不使用逃避措施的决定的只有病人。面对自己童年经历的恐惧是一件非常困难、需要勇气的事情，且必须按照病人自己的节奏来完成。治疗师可以鼓励病人，让他们意识到逃避会使事情变得糟糕；在病人能够坚持自己的立场，冒着放弃使用逃避措施带来的风险时，与他们一起欢欣鼓舞。但是迈步前行

走出创伤：心理动力学关系创伤治疗技术

的意愿是由病人决定的，只有病人知道在这些情况下哪些力量才起作用。

我们研究防御的目的是与病人合作探索它们，帮助病人检验和理解他们发展策略的内在合理性。治疗师不要尝试着"战胜"病人的防御，因为这会使治疗情境具有独裁性（Adler and Bachant，1998）。我们的目标不是消除病人的防御，只有病人才能做出放下防御的决定，而这个决定往往是在一瞬间做出的。相反，我们要设法检验和探索防御，简而言之，就是和病人一起分析防御的形成过程。这样我们就可以更好地理解，并且发现那些使防御一直存在的重要的想法、信念、幻想和依恋。当我们探索在防御过程启动时发生了什么的时候，病人与防御过程的关系就开始改变了。如果在安全和关怀的背景下进行探索，病人的内心世界可以扩展到揭示记忆、思想、连接和情感。治疗师会为内在声音提供表达的空间，而不是盲目地坚持被情感支配的冲动，这种冲动会淹没其他声音。防御是一种被自动触发的过程，当病人感觉危险迫在眉睫时就会采取行动。分析这些过程，可以帮助病人将其整合到自我理解中。对防御过程的研究为我们提供了一张通往未知领域的路线图。

通常人们会听到这样的说法：这个人在自我破坏。循着这个标签，人们理解为何有人会倾向于重复同样的行为，即使这让他们一次又一次地陷入麻烦中。其中一位病人不断追求他得不到的女人，另一位病人总是用尖酸刻薄的评论把他人从身边推开，还有一位病人不允许自己完成能帮助他提升社会地位和自我感觉的工作。如果治疗师只是简单地给他们贴上"自我破坏"的标签，那对整个治疗过程来说是无益的。在这三个例子中，他们幼年时期就保留下来的防御策略在多重动力的作用下启动了。作为治疗师，我们的工作是激发病人的兴趣，引领他们探索导致他们与自己和他人陷入冲突行为模式的诸多因素。通常，这些自我破坏模式根植于潜意识的、自动的、早期的防御。例如，一个男孩在面对权威的男性时，可能会在心理上进行自我阉割，以此向他童年时代虐待他的父亲证明，他没有竞争力，他不是威胁。早期的防御策略帮助孩子获得安全感，从某种意义上讲，这些策略在当时起了很重要的作用。我们可以意识到以及承认，在发展防御（即便是"自我破坏"的防御）的过程中它也有积极的一面。理解并欣赏儿童拥有的生存本能以及发展这些防御的必要的创造力，可以让病人在改变这些生活方式的过程中感受到盟友的存在。这帮助病人认识到，即使在很小的时候，他们也在积极地解决生活中的问题。

我们如何在工作中感受和倾听病人的防御呢？自由联想再一次帮助了我们。我们不仅要学会倾听内容，还要学会倾听过程；不仅要听到病人在说什么，还要关注他们在做什么；不仅要关注他们在做什么，还要关注他们没做什么。病人自由联想的中断通常是防御过程启动的第一个信号。一场普通的谈话会忽视这个细节，然后等着对方继续往下说。然而，心理治疗并不是普通的互动，它是一种特殊的互动，有着特殊的规则和独特的框架。例如，参与者有说出脑海中出现的一切的自由和权利；承认互动关注更多的是病人，而非治疗师。因此，当病人停顿或沉默时，治疗师可以适当地询问："当你承认朋友不尊重你后，你停顿了一下，这是怎么回事？"此时治疗师不应继续讨论病人所说的内容，这些内容完全是有意识的，可以稍后再讨论，而应要求病人揭示他犹豫时的潜意识内容。当我们注意到病人的自由联想中断时，我们也在让病人知道我们关心他们，并且对他们所经历的一切都真正感兴趣。我们也给了病人一个机会，让他们把注意力转移到导致他们中断的原因上——心灵的眼睛从使他们感到痛苦的事情上转移。相比只是关注病人倾诉内容的做法，这使我们能够更快地了解病人恐惧和幻想的核心。

苏珊（Susan）在一次危机中接受了治疗。她找到了一生的挚爱，但令她惊讶的是，她的爱人是一个女人。她在一个保守的宗教家庭长大。在此之前，她从未对女性有过这样的感觉，也没有与女性有过这样的关系。苏珊心神不安，非常孤独。每次来治疗，她总是坐在我对面的沙发上，双臂交叉放在胸前，向我表示她没什么可说的。通常，她会在治疗开始时说："我没什么可说的！"这展现出她进行治疗时内心深处的矛盾——她自己来接受治疗，却切断了与内心发生的一切建立连接的任何可能性。我不确定当时我是否明确地意识到，她在治疗中的分离就是她与自我和包括我在内的其他人之间关系的再现。但我能够清晰地感觉到她已经有所戒备了。她的身体和言语都表现出尽管她强迫自己接受治疗，但她什么也不想做。她的防御启动了。

起初我没有挑战她所说的"没什么可以说的"，而是帮助她对当天经历的那种"没什么可说的"感到好奇。这只是随口一说，还是一种挑衅，或是有其他含义呢？我对她的体验有着不带评判的好奇心和兴趣，这让我们意识到，对她而言仅仅说出自己的感受就很有挑战性。苏珊把自己与自己的体验深深地隔绝开来，以至于她无法触及自己的感受。她还是双臂交叉着接受每一次治疗，但我们从她无话可说为起点，一起确认、阐述和完善她对自己体验的理解。当她开始感受到更多的安全感时，我们也开始建立连接。尽管如此，苏珊仍以她的姿势——每次治疗时双臂交叉在胸前，向我明确表示她需要避开"这种治疗"。我们认真地对待她与我和自己的关系模式，探索和检验在治疗室里产生的想法和感受。逐渐地，我们意识到，除了对自己的体验有了一个初步的认识外，苏珊在与别人交往时总是带有强烈的评判性，要么就是我在说"心理学呓语"，要么就是她对自己的经历或我的询问不屑一顾。我以开放性的态度接受她对治疗过程、对我和她自己的轻蔑，使她与我、与她无法忍受让自己感知的那部分自我逐渐建立起连接。

治疗之初很困难，她在整个治疗过程中的姿势传递出无所

　　　　　　　　　　　　　　走出创伤：心理动力学关系创伤治疗技术

不在的评判，这也是她难以与内在自我建立连接的一个原因。苏珊花了很长时间——超过 8 个月，才足够信任我和治疗过程，不再以双臂抱胸的姿势进行治疗。

在治疗中经常出现的另一种情况是，当病人倾诉时，情感会浮出水面：病人会流泪，嘴巴可能会颤抖，也有可能握紧拳头。通常情况下，病人不会对这些情感流露进行评论，他们往往会将情绪感受吞咽下去，或者关闭正在开启的情感之门。这是一个值得治疗关注的过程：当一种情感开始浮现，防御便紧随其后。这种情感渗透的过程是病人与自己建立连接的重要方面。一位病人描述道："这就像水从门下渗进来，然后我冲过去堵住了它。"通过询问病人"刚刚发生了什么"来帮助他们识别和观察这一过程，让他们参与合作，弄清刚刚发生了什么，而我们，则和病人一起，找出答案。引导病人将注意力放在这些时刻上，有助于病人观察和反思他们的内在过程，而不是简单地从理性层面叙述或陷入他们经历的情感流中。通过这种方式，我们与病人一起发掘了病人的自我观察功能，帮助病人更好地理解是什么在驱动着他们的体验。尤其是经历过创伤的病人，他们需要在与自己内在中心部分保持连接的情况下，触及他们的恐惧。我们越能帮助病人从平静和富有同情心的角度观察他们的体验，他们就越能运用自我观察功能。

我们的重点是倾听、识别和理解防御功能，而不是解释防御功能。我们对病人所做的大部分工作包含倾听、观察和鼓励病人反思自己的经历。这些关系模式使我们能够与病人保持连接。通常，我们倾听时关注病人联想的中断或情感的躯体表达，然后问病人："刚才发生了什么？"有时候我们可以做一个简单的观察，比如："我注意到你在谈论父亲的时候哭了"。在询问之前，我们不必有完全的了解。事实上，我们之所以询问是因为我们有问题，并且想要了解更多。我们用眼睛观察、用耳朵倾听潜在内容的蛛丝马迹，这些痕迹通常是病人微小的身体动作，而这些身体动作也是病人表达的一部分。犹豫、停顿、语调、用身体表达感受和口误，这些都可以指向潜在的幻想、感受和治疗关注的核心问题。

维塔很小很小，只有18个月大的时候，弟弟的出生永久地改变了她的世界。这个男孩一出生就因为肺部疾病而需要特别的关照。维塔的地位彻底改变了。当然，维塔无法清晰记得她那么小的时候经历过什么，但内心深处，她知道自己的感受：无助、羞辱和心碎。这些词汇都是她谈论与男同事在工作中竞争时使用的词汇。她描述自己的工作和生活时，也带着童年的那种绝望感。

在这一章中，我们讨论了任何事物——一种感受、一个幻想、某种关系模式——都可以用来承载防御功能。

在最近的一次治疗中，维塔和我（主要通过注意到她在移情中是如何以一种绝望、无助的态度与我建立连接的）描述了那时候的情境：她一定是看到了弟弟得到了所有的关注，并决定，如果自己变得很无助，也许能够找回失去的爱。当然，这不是她有意识地。

到这里我们看到一种被用作防御的强大的情感状态——无助的感觉，这种感觉充满了这样的想法：如果她像弟弟一样，看起来、感觉和表现得无助，她就有机会找回小时候失去的爱。

在一次治疗中，我们发现这种感觉跟她在工作中与男同事相处时的感觉非常相似。维塔下一次来治疗时几乎要哭了——她的三位同事没有回复她的邮件请求。"这太让人心碎了！"她说。还说如果是其他人，他们会回应的，同事们对待她的情况让她很绝望。

我们之前的治疗帮助我更好地理解了维塔的无助是她早期防御策略的再现，是一种值得探索却又不那么令人满意的方法。回顾以前的治疗，我想我和她一起经历了她童年幻想的移情再现，在这个移情再现里，我用关心和同情回应她的无助感。现在我对维塔的无助感有了不同的看法，与其说这是一种需要支持的感觉，不如说是一种需要被检验的防御。

我对维塔说："我知道你在工作中的处境很艰难，令你感到失望，甚至沮丧。但你用'心碎'形容工作境况让我很感兴趣。"维塔的用词让我们清楚地感知到，心碎的经历属于她生命更早的时期。基于这样的认识，维塔开始意识到，无助感对她是有益的——无助感给了她认为自己缺失了的那部分。

　　我很想说在我们确定了这个防御之后，一切都变好了。然而事实并非如此。维塔过了一段时间才有所好转。如果将自我意识比喻成一件织品，那防御就是织就这件织品的一部分丝线，拆解它需要时间和积极的抗争。此外，还需要改变病人与最先发展出这个防御的自我的关系。维塔更加理解到，是她的冲动让自己感觉到绝望。我们又继续研究她的内在心理功能。但现在显而易见的是，她对那个不得不想办法让父母回到自己身边的不到两岁的小女孩缺乏同情。维塔在还是个小女孩的时候就有了这样的想法：让自己感到无助，并表现出无助的样子，像她的弟弟那样，这样她就能得到她迫切需要的东西。尽管这种防御让她现在感觉很糟糕，但当她还是个孩子的时候，它给了她帮助。在面对无法克服的情感问题时，她积极地、创造性地发展出了一种满足自己需求的方式。所以在当时的境况下，维塔作为一个孩子并不无助。她正在积极解决生命中最大的问题，而且是用一个不到两岁大的孩子的有限资源！帮助维塔感受到并认同自己积极主动和坚定的一面，可以平衡她认为自己无助的那部分。

　　我将以对防御和阻抗的描述来结束这一章。兰热尔（Rangell，1983）将阻抗简明地描述为"对洞察力的防御"。我们需要明白，从治疗之初，阻抗就是每个治疗过程不可避免的一部分。治疗过程对病人有很多要求。除了内省，允许自己感知痛苦的感受、想法和幻想外，我们鼓励病人改变他们的基本心理平衡。对大多数人来说，这是一项艰巨的任务。正如阿德勒和我（1998）所评论的，阻抗意味着"不顾一切地努力坚持一个基本方向，这个方向使人对世界的体验变得有意义、稳定。人们既对这种倾向迫切需要，又因痛苦想要将之抛弃。分析阻抗，使我们全神贯注于依恋和分离、丧失和整合、安全与回避的重要问题"。

这些问题从治疗之初就存在了，通常表现为无法负担治疗费用，不能安排适当的会面时间，以及很多其他基于"现实"的想法，这些都服务于病人逃避改变的风险的欲望。在应对对洞察力的防御时，最好不要让病人卷入权威的争夺中，不要让他们认为治疗师知道得更多以及治疗师知道究竟发生了什么。这种策略并不会起作用。相反，我们可以利用病人的担忧来探索他们的冲突、幻想和矛盾心理。要做到这一点，共情地承认病人的担忧来自何方是有用的："是的，我理解治疗是昂贵的，你现在可能负担不起。但是了解其他对你有影响的因素是有益的。记住，你的一切想法和感受，特别是你的治疗、我们的关系，甚至只是模糊的焦虑，都将使我们尽可能全面地理解这种状况。"与病人沟通时总是有多个因素参与其中，检验这些因素使他们能够为自己做出最佳决定，这往往为进一步探索扫清了道路。通常，但不总是，检验病人对治疗师的恐惧、联想和想法，能使病人继续接受治疗。然而，有时我们也需要做好心理准备，明白治疗的准备工作可能需要更多的时间，又或许我们并不是病人想要的治疗师。在病人接受治疗之初，治疗师真正意识到他们将要面临的任务的艰巨性，能使其尊重病人的决定，而无论这个决定是什么。

# 第十二章
## 倾听移情和反移情

我们倾听治疗关系中呈现的移情和反移情。治疗主要聚焦于病人，治疗师要保持着更为模糊的状态，构建这种治疗情境的部分原因是为了促进幻想和潜意识关系模式的出现，这些可以成为治疗关注的核心。这对于治疗来讲是有用的，因为当我们面对不清楚的情况时，大脑会自然倾向于填补空白（Cozolino，2002）。治疗师的相对不透明性为病人提供了运行的罗夏墨迹测验，这个罗夏墨迹测验可以投射出早期的关系模式，帮助我们找到潜意识过程是如何组织的线索。在治疗结构中留出反思的空间（这是一个关键元素），能够模糊治疗师，鼓励移情现象的出现，并成为治疗性互动中更为可见的一部分。当然，治疗师的身份会反映在他们所做的每一件事中。病人非常善于捕捉最细微的线索。重点是治疗情境结构的不对称性为这个模糊性留下了空间，这在技术层面上是有用的，它使我们能够更好地倾听和感受病人的移情活动。

然而，为了倾听移情，我们首先需要知道我们在寻找什么。治疗师所说的移情，指的是童年愿望、情感和关系结构的组织活动，这些活动与不断发展的自我有不同程度的整合。如上所述，移情是关系的体现。这种关系在治疗的互动中被重新激活、表达和象征。我们将儿童时代所理解的与世界的关系模式转移到现在的组织中（Adler and Bachant，1998）。我们与自己的身体和重要他人的关系是我们作为孩子探索的第一个领域。移情活动，以幻想和身体为中介，使过去的关系模式在当下产生影响。移情活动的某些方面与我们的自我意识和一些信息紧密地融合在一起，例如：告知我们的身份是什么、我们做了什么以及我们爱的是谁。尽管人生的选择总是由多种因素决定，但我们与自己和他人的关系的质量和历史决定了我们人生的走向。健康的、完整的、较少冲突的移情通常是适应性的，它们服务于人的整体需要。认同父亲的慈爱或母亲的权威是适应性移情活动的例子，它通常会很好地融入个人的自我意识中。

但其他类型的移情，因为是在创伤性关系中或以更高程度的冲突、防御和痛苦影响为特征的情况下发展起来的，所以很少能融入核心自我功能，往往被分裂、更隔离。这类移情活动更多地与更原始的感觉、幻想联系在一起，较少地融入自我中心意识。

安娜（Anna）之所以选择成为一名医生，很大程度上是因为她感到无助。当她还是个小女孩时，父亲死于一场车祸，而就坐在父亲身边的她却无法挽救父亲的生命。从很多方面来讲这个选择非常适合她，这帮助她在危及生命的情形中体会到控制感。然而，安娜过去的经历一直困扰着她，她现在的症状是：每当她的病人病情恶化时，她就会因为恐慌而不能正常活动。早期的移情性恐惧和幻想是由原始的心理过程触发的。事实上，试图拯救那些濒危病人的生命，充满了她迫切的童年愿望和对挽救父亲的恐惧。安娜需要学会从她现在面对生命垂危的病人的感受中区分出她童年时面对车祸中的父亲的无助感。

另一个整合度较低、适应性较差的移情例子是：彼得对人生伴侣的选择，很大程度上受到了他被爱和被接受的需求没有被自恋的母亲满足的影响。为了获得幻想中对特殊的母爱的渴望，他必须选择一种不适应的、自恋的对象。在这种情况下，只有自恋的女人才能满足他的需求。我们可以倾听并与病人一起检验这些偏离目标的移情表现，这些互动显示了强烈的移情触发，但距治疗合作者之间的直接体验还有一段距离。倾听病人与他人互动的关系模式，使我们能够更好地识别在治疗过程中，移情的愿望和恐惧何时被直接表达出来。倾听移情包括对关系模式保持警惕——关系模式遍存于与他人的互动和与自我的连接中。

维塔前来治疗时告诉我，她有两个令人兴奋的工作机会。在此之前，她已经徒劳地寻找了 8 个月。但她很快就从兴奋状态转变为因为推销自己而感到绝望和无助，这是由她不得不向 30 位资产经理人进行"电梯演讲"的困境引起的。她很快就哭了，拿自己跟别人比，觉得自己差得太远了。我一方面对她坚持认为自己做得不够好感到不耐烦，另一方面又想帮助她摆脱苦难，这使我感到震惊。我还注意到她很快就由兴奋转为绝望。难道她潜意识中解读出了我照顾她的反移情幻想并再现出来了吗？有没有一种可能，她为了让我更接近她，而"更喜欢"展现她的绝望呢？她是否演绎着她的幻想：我会因为她想象中的错误而惩罚她？我选择让她关注自己从兴奋到绝望的过程，维塔并不想这么做。相反，她继续谈论她的错误行为：这个周末，她花费了大量时间来消化一篇有关外国银行在美国销售衍生品所涉及的问题的文章，而她本应该建立人脉关系，或努力争取更多的面试机会。我再次注意到，她似乎更喜欢和我谈论她做错了什么，而不是谈论让她和我感到愉悦的事情。我也意识到她的自我惩罚方式——自责，是多么容易被唤醒。我承认我确实对这种模式感到更不耐烦了。我不确定我应该关注哪个主题：自我惩罚还是与她自己的兴奋感失去连接。或许它们是有关联的。记得我们在最近一次治疗中讨论过她的性欲是如何在婚姻中急剧减少的。我问她，是否保持兴奋会让她感到焦虑。维塔停顿了一下，看上去明显不自在。

"我不想兴奋，因为我知道我会失望的。"

"专注于你做错了什么对你来说似乎非常重要，我们需要理解为什么它会凌驾于你让自己体会到兴奋感之上。"

"我不想一直痛苦。我只知道我做错了。我只是不够好。"维塔再次回到了我们已经确定并从多个角度讨论过的主题：她在很小的时候就经历了无助和绝望的感觉，因为三个兄弟姐妹接二连三地出生，她"失去"了母亲，而且在使事情变得更好上，她也"失败了"。我对自己说，虽然她似乎正在逐渐理解这种模式，但好像有什么东西把她束缚住了。我在想，我的关怀给她带来的满足感是否超越了她为了与我连接而必须忍受的痛苦。惩罚这个主题一直存在于我脑海里。她对于领悟、整合对她这方面的研究有阻抗，这给她带来了巨大的回报：通过再现移情性幻想，她最终能得到母亲的关注，即使以感受可怕的痛苦为代价。

"也许能够得到我的关怀比你必须经历的痛苦更重要。"

"你是说我是为了和你有连接而让自己痛苦的？"

"我认为这是我们需要思考的事情。我注意到，即使我们已经从很多角度讨论过这个模式，你还是很容易深陷其中。虽然这种体验是自动发生的，但或许涉及一些其他的事情。尽管这种感觉让你觉得很痛苦，但也许因为有更大的获益而让你保留了这种模式。"

"我明白你在说什么。但这种感受很真实。"

"它是真实的感受。当你还是一个两三岁的孩子时，在失去母亲的痛苦中挣扎，你不明白为什么没能让她回到你的身边，这是你强烈感受到的现实。也许通过我们这样的关系挽回她比什么都重要。"

在治疗的这一小段中发生了很多事情。维塔表现出对整合的抗拒，在某种程度上，她宁愿再现她最终得到母亲的情感关注的幻想，尽管她不得不以使自己痛苦为代价。另一种阻抗也在起作用，尽管我们在这一次治疗中没有提及它 —— 她想惩罚自己，认为自己做得不够好，以至于没能让母亲回到她身边。我的反移情是对她一直强烈地责备自己而感到不耐烦，维塔仍在为失去母亲而自责，并为自己的失败而惩罚自己。我能感觉到存在的转换：从内心活动的再现 —— 她如何与自己建立关系，到人际活动 —— 我的不耐烦甚至近乎恼怒。在这个过程中，她关于容许自己兴奋的焦虑、关于工作机会的焦虑、关于她丈夫或我的焦虑交织在一起。至少有三个层面的阻抗在运作：再现并通过我们的关系满足她想要得到母亲的爱的幻想；小时候误以为是自己做得不够好，才没能让母亲回到她身边，从而惩罚自己；使自己避开因当下令人满意的关系而引发的焦虑。

这些层面都表现在我们的移情和反移情过程中。

我们必须记住，由幻想、非常早期的学习和多年的神经启动所推动的移情活动是无处不在的。移情注入了所有的经验。所以，当倾听移情时，我们不必看得太远。移情活动表现在病人如何与朋友、爱人、工作、老板、治疗师、宠物、恐惧建立关系以及他们对几乎所有重要事物的选择。治疗中，两种类型的移情活动需要特别注意：与治疗师相关的移情活动和与自我相关的移情活动。病人如何组织他们对治疗师的感知和关系，从他们与治疗师第一次见面时就被积极地呈现出来了。病人也将他们基于与自我连接模式的移情带入每一次治疗。事实上，病人如何与自己建立关系也反映于他们如何与治疗师建立关系。倾听移情活动——他们如何与治疗师及自己建立关系——给了我们一个让我们收获颇丰的倾听焦点。


劳丽（Laurie）在接受治疗时，她的反应总是跟随着她内心的声音："好了，你在这里做得够多了，你还是离开吧。"当我询问她为什么有想离开的冲动时，她告诉我，她想走出房间，甚至想结束治疗。她说我们之间发生的任何美好的事都像是一条"死胡同"。虽然劳丽以前用过这个词，我也曾探究过她对这个词的联想，但这一次，我有一个幻想，她会自杀，会结束自己的生命。当我和她分享我的幻想时，她立刻想到了这个想法，说她在童年时，很多次她都希望自己已经死了，或者她根本就不存在。这个询问促使她去探索，是她主动切断了自己与那些痛苦得难以忍受的想法和感受的连接，特别是当她开始希望有更多连接的时候。此时一段记忆浮现出来：妹妹出生后，她被人从母亲身边带走，交给挑剔的祖母照顾，她对自己大喊："她不会回来了！她不会回来了！"她愤怒地尖叫着。愤怒成了她建立连接的主要方式，因为通过更温和的情感建立的连接更可怕。我们之间的交流让劳丽对她作为一个孩子所承受的痛苦有了更多的同情，也让她明白自己是她所经历的事情的积极参与者。

在治疗开始时仔细倾听正在发生的事情尤为重要，因为它将病人迫切的、经常是潜意识的关注置于首位，所以倾听病人如何开始第一次治疗将告诉我们很多关于他们的移情组织的信息。虽然我们的目标是建立一种合作的关系模式，但我们不能放弃我们在治疗时所处的权威位置。病人因为正在遭受痛苦而向我们寻求帮助，这是开始我们与病人关系的初始原因，并促使治疗师处于权威位置。从治疗开始之初就倾听病人与我们相关的移情行为的本质，可能是我们更深入接触病人的捷径。

乔纳森（Jonathan）第一次来治疗时透露，他在来治疗前曾在网上查阅过我的资料。"我在网上查了你的资料，你是专家，广受推荐。所以我希望你能帮到我。我已经挣扎很久了，现在我的生意也开始受到影响。我分身乏术，什么事情都做不好。我以前就接受过心理治疗，但似乎没什么用。"

在乔纳森踏进我的办公室之前，他就明确表示我的权威性对他很重要。在他最初的表达中，我们看到了三处关于确保我能够满足他对权威的需求。让我确信这种想法的是我注意到，相比简单地提及，他用更响亮的声音表达了一些事实，比如我广受推荐。但乔纳森在最初的交流中走得更远，揭示了他的移情活动的另一个层面。他告诉我，没有人，也没有任何事能帮上忙，这显示了他在治疗师面前深深的无助感，也反映出他与自己相处的过程。乔纳森不仅服从治疗师的权威，他也让我知道，拥有这样的权威是多么重要，而我正好符合他的要求。多好啊，能得到他人的认可，我暗自思忖着。

我的反移情开始了。我并不是完全有意识地这么想，但一种幻想开始在我的脑海深处翻滚，那就是成为能够为他打开痛苦之门的权威。从一种合作模式转向一种更以移情为导向的权威模式的趋势开始显现。乔纳森在寻求一种更具有指导性的关系模式的同时，也传达出他在与自我和他人关系中所经历的无助感——其他治疗师无法帮助他，他也无法帮助自己。乔纳森渴望有一个权威来解决他的问题，但移情也向我们表明，他自己的无助是整个情况的重要组成部分。他对权威的需要与他感到的无助有关吗？他提及的失败和他之前治疗的失败在这个动力治疗中再现了吗？让自己感到无助是他与权威关系的重要组成部分吗？挫败权威是这个难题的一部分吗？即使在治疗的开始，也可以通过倾听移情行为来了解病人如何组织他的生活，以及哪些方面需要进一步的探索。从这类倾听中，我们想要多直接、多快速地理解，将随情况而定。

也许理解病人移情的最有用的工具之一是训练我们自己在与病人交谈时监控自己的情感。我们反移情的推拉反复通常是病人可能正在经历的移情活动的良好指示：早期关系组织起来的感受、幻想、愿望和恐惧被我们现在的互动激发了。例如，如果我们感觉房间里死气沉沉，有必要考虑或许病人正在切断与自己的连接；如果我们被病人激怒了，可以考虑是否是互动激发了病人的惩罚或虐待性幻想；如果我们有想要照顾病人的冲动，我们需要问问自己，在关系中病人是否把自己定位成一个孩子。

移情和反移情活动可以被认为存在于一系列的相互作用中（Lynch，Bachant and Richards，1998）。在病人和治疗师的互动中，再现将早期经验和内在关系模式带到行为层面。正是因为再现，病人与治疗师之间的空间得以生动起来。

走出创伤：心理动力学关系创伤治疗技术

# 第十三章

# 倾听意义

## 倾听意义

意义是理解经验的核心，也是如何组织心理的中心，因此也是防御、阻抗、移情和感知好坏的枢纽。我们已经讲过了"感受"在理解病人体验中的核心地位。布朗宁（2019）和当代神经心理学家们（Clyman，1991；LeDoux，1998；Ginot，2015；Panksepp，1998；Solms and Panksepp，2012；Solms，2013）认为，情感体验是基础。情感体验激发学习、关系和认知，同时也形成了我们象征性思维的基础。意义建立在每个人独特的情感组织方式上，包含了超越语言标记的象征性思维。布朗宁评论道"象征性系统的真正意义在于，它是用来描述对象和事件之间的关系的”，它使实体的逻辑分类在越来越高的抽象层次上得到发展，象征性思维也使得将分析的对象和事件解析成越来越小的单位成为可能。治疗不仅要指向体验的特定方面，还要在不同层次的功能之间建立有意义的连接。缺乏意义的统一线索，我们就不能看到病人在这个世界上的体验的本质。

意义总是独一无二的，这一点再怎么强调都不为过。我们无法推测一个事件对一群人的意义，即使他们经历过同样的创伤。意义必须从内在角度来定义。地震，对于不同的人来说，可能有不同的意义：可能意味着因为某种错误的行为而受到的惩罚；意味着一次展示力量或勇气的机会；意味着一次帮助他人的机会；也可能意味着许许多多其他的事情。找到病人赋予特定体验的独特意义通常是困难的，特别是许多体验的意义是由非常早期的童年事件、愿望、恐惧和幻想决定的，其中许多还是潜意识的。意义是体验的内在表现，它在本质上通常具有象征性，必须由象征性的共鸣、字里行间的解读、内涵和外延的联想、情感、幻想和记忆，以及移情和反移情、阻抗和再现拼凑而成。意义承载着一个人内心深处的愿望和恐惧。

精神分析学比任何学科都更致力于研究、探索和思考意义是如何在我们的关系中被创造、表达、隐藏、再现和组织的。沟通的内容往往只是一个人的表层意思。要充分了解病人，不仅要能够领会交流的表层意义，还要理解他们叙述中的比喻意义、历史意义、象征意义以及个体化意义。许多学生发现，能够区分病人说话的显性内容和隐性内容对理解病人特别有用。

弗洛伊德首先谈到了与理解梦有关的显性内容和隐性内容，但他对为了梦本身而破译梦并不感兴趣。相反，他想发展一种普遍的心理学，一种对大脑如何运作的理解。弗洛伊德之后的几代思想家都将内容的显性与隐性这一区别运用到研究梦的工作之外，以帮助治疗师进入所有交流的潜意识过程。事实上，我们现在知道，使梦如此引人注目的潜意识力量遍及人们交流的各个层面。潜意识是一个"机会均等的雇主"，利用手边的一切来代表和传达病人的动态问题。我们不需要等待一个梦来找到通往潜意识的康庄大道。我们的每一个行为、思想、感受、想法、幻想和冲突都充满了意义和潜意识的表现。这种理解帮助我们意识到，所有的交流都是基于它体现的意义。

显性内容是病人在交流时所描述的故事。显性内容包括叙事内容以及说话者的心理意象。想要深入了解病人，治疗师就必须超越这些显性内容，发展出能够发现病人显性叙述中潜在的象征性内容的能力。具有动力性技能的治疗师能够倾听激发病人联想序列的潜在主题，例如：埃里克（Eric）的沟通往往需要自我夸大，而文森特（Vincent）的陈述通常把自己描述成一个受害者。这种交流的背后反映了他们潜意识的冲突、幻想、愿望和恐惧，被统称为潜在内容。我们可以从病人话语的多个方面来确定潜在内容：病人用来表达某种感觉的词；治疗过程中出现的特殊的自由联想；病人谈论某个特定话题时使用的干扰交流的语气；

象征性的联想；病人表述的特定顺序；等等。除了思考病人交流的内容，也思考病人如何交流，为探索潜在内容打开了大门。

我们会在病人的行为中看到潜在内容：当他们为一次治疗支付太多或太少的费用时；当他们否认自己的经历时（"我不是有意要挑剔，但是……""我不想侮辱你，但是……"或者"不要误解我的意思，但是……"）；或当他们的联想不可避免地引向一个熟悉的主题、内容或顺序时。例如，一位病人在一次治疗中说："我和姐姐总是相互竞争，但我的竞争方式更恶毒。"她对"恶毒"一词的选择传达出她竞争意识的深度和潜在的致命性。还有一次，也是这位病人，她对于让自己保持良好的感受而感到非常焦虑。她来治疗时说："隆冬时节的春天是多么美好啊！"接着她又说了一句，这句话把她从充满喜悦的赞赏变成了焦虑的期待："但当你想到它来自气候变化，就真的很可怕。"这是一个倾听病人在语言表达顺序中呈现潜在内容的例子。这个顺序显示出沉浸在快乐的情绪里会让她不舒服。

矛盾的是，意义往往无所不在，却又藏形匿影。它需要从病人的语言和非语言交流，以及与治疗师的移情和反移情关系模式中分离出来。最重要的是，要理解一个人赋予某段经历的意义，就不可避免地要联想到病人曾经的经历。


迈克尔（Michael）来接受心理治疗是因为他失业了，这让他很恐慌。赚钱养家是他生活的动力，没有工作对他来说是毁灭性的打击。他已婚，有一个儿子，他很喜欢儿子，但由于工作时间长，他很少见到儿子。他是家里的经济支柱。从一开始我就感觉到他的恐慌有更深的根源。但迈克尔对谈论其他事情没有兴趣。事实上，从移情的角度来说，我觉得自己在某种程度上被迈克尔拒绝与其建立更深层次的连接。他一心只想找到新工作，其他的似乎都不重要。

迈克尔 6 岁时，长期患病的父亲去世了。他对父亲有一种模糊的喜爱之情，与自己情感生活的连接充其量也只能说是薄弱的。他爱他的妻子，与家人之外的人鲜有连接。亲密关系让他感到不舒服，他对性也提不起太大兴趣。尽管和儿子相处的时间很少，但他很爱儿子，拼命地想让儿子避免任何痛苦。他最主要的热情都集中在赚钱养家的想法上——给我的家人需要的一切。他最主要的幻想是为家人提供经济上的支持，这样他们就不必承受他所经历的父亲去世后的丧失和焦虑。成为一个好的养家者让迈克尔感到安全。在他看来，这意味着要保护自己和家人，使他们免受他所经历的，即父亲去世后强烈的情感丧失。失业后，他早年生活的不安全感一下子爆发了出来。迈克尔开始痴迷于找另一份工作，他把所有的时间，包括晚上和周末，都用来寻找新工作。就在这一切进行到一半时，迈克尔的妻子来找他，要求离婚。

我们能够理解迈克尔痴迷于成为一个好的养家者，这是他童年的一种策略，帮助他保护自己不受更深层次的情感问题的困扰——他的焦虑根植于对丧失的感受和幻想。我被"拒之门外"的体验，使我远离了与迈克尔建立更真实的情感连接，这也预示了他与情感层面的关系：他拒绝与情感产生连接。只有失去妻子和家庭的恐惧才使迈克尔正视他在父亲去世的创伤后产生的情感压抑。在迈克尔的早期生活中，对经济保障的幻想已经具有了情感安全的意义。他对经济保障的追求使他产生了一种错觉，以为自己可以保护自己，不受那种无助、绝望的失落感的影响，这种感觉在他还是个孩子的时候就深深影响着他。

在提取潜意识动力的证据时，我们必须小心谨慎。在探究潜在内容时，考虑周到、机智和把握时机是必须考虑的因素。以病人的成长和理解为中心的合作关系是至关重要的。要避免使用精神分析早期的那种"野蛮分析"，这种分析未将机智和时机作为内在工作因素。我们必须时刻警惕，不要以牺牲病人为代价，通过治疗病人来满足我们自己的自恋冲动。接受心理治疗的病人就像学习心理治疗的学生，需要时间和有意识的检验，以培养、发展合作基础。这一基础使病人和治疗师一起工作，发现动力模式，并探索将这些模式保持在适当位置的错综复杂的潜在过程。

## 意义的反映

意义的反映有很多种。我将举例说明一个基本技巧。在这里，意义的反映与感受的反映在本质上具有相同的结构：识别感受，然后加上识别这些感受的原因。以我的病人玛莎（Marsha）为例，她正与丈夫日益严重的痴呆症做斗争，对她的感受的反映是：

*"你感到绝望，因为你无法为你丈夫日益严重的痴呆症寻求帮助。"*

对意义的反映遵循刚才提到的结构，但还要为解释感受的情境添加意义。

*"你感到绝望，因为你丈夫日益严重的痴呆症让你不得不面对你正在失去他的事实。"*

玛莎感受到的绝望感，除了在感受的反映中得到了共鸣之外，在意义的反映中也得到了更深入的探索。对意义的最初反映可以引领病人继续深入探索，毕竟仅一种意义并不是理解之路的终点。意义常常彼此相嵌，犹如俄罗斯套娃（Richards，2005）。这次交流反映了玛莎与丈夫的关系的深层意义，但她对丧失的绝望还包含其他意义，那些意义存在于她对现状的意识之外。意义遍及人类的经验，它一直都在。在接下来的两章"倾听再现"和"倾听组织"中，我将继续探讨如何帮助病人深入挖掘深层意义。

# 第十四章

# 倾听再现

　　再现是一种方式，体现了我们生命最早期的情感和防御模式。根据吉诺特（2015）的研究，这些关系系统的重复是大脑和思维发展过程中自动的、潜意识的和不可避免的方面。病人和治疗师之间以及病人与自我之间再现的是内隐的情感模式和关系模式。通常，这些关系模式的形成早于语言记忆功能和左脑发育的完成。这些以右脑为主导的前语言模式的显著特点是，它们很容易将基于情感的核心恐惧反应纳入其中，从而产生负性偏见。被情感驱动，对自我和他人高度曲解的表述，对痛苦情况的不成熟的、自责的"解释"是再现的标志（Ginot，2015；Schore，2011）。它们被一些人理解为自动的，带有一种强烈的、通常是消极的情绪基调，并传达一种主导体验的信念。吉诺特

　　　　　　　　　　　　　　　走出创伤：心理动力学关系创伤治疗技术

（2015）将再现描述为"相互重新激活的自我系统或被卷入隐性关系模式"，它是通往病人潜意识关系系统的通道。换言之，再现是内在心理（与自我关系的不同方面）或人际关系（与他人建立的关系）触发了与自我或他人关系的早期模式。我们也看到，当内在幻想投射到他人身上时，再现将内心功能与人际功能融合在一起。再现向我们展示了在病人生命早期就已经组织起来的与自己和他人的关系模式。为了获得最完整的情感激活模式，我们需要去识别再现给当下带来的满足感，并在接下来的治疗中解决它。

再现的概念最初发展于病人和治疗师之间的真实互动，通常包括治疗师被拉出治疗框架。作为治疗师，我们要借助反移情意识来唤醒自己，帮助自己意识到情感激活已经在不知不觉中使我们脱离治疗框架。我们甚至要学会关注一闪而过的想法、次要的感觉，以及发展得更好的心理过程。再现中，双方参与者的情感是自动且强烈的。再现也告诉我们很多关于病人所建立的关系的本质。

我们需要理解，再现会以直接或间接的方式把治疗师卷入其中。再现就像移情、阻抗和防御，无处不在，代表了我们的大脑是如何组织和处理世界的。再现特别适用于治疗工作中探索病人与自己的关系，病人又通过与自己的关系表现他们与他人的关系。

## 识别再现 —— 通过他人与自我

再现总是涉及情感激活。被触发的情感既可如怒吼的激流般来势汹汹，也可如被吹皱的池水般只是泛起了层层涟漪。区分这两者是有用的。一个强烈的触发涉及对病人情感体验的强烈感知，病人会在体内感受到这种强烈的情感激活。除非是明显的解离，他们知道自己正处于非正常状态，他们可能无法控制被唤起的情感，但知道它正在发生。这就是我所说的"硬触发"。"硬触发"通常包括以童年时对经验的评估为基础的早期的幻想和感受。因为这些经验被分离出来，没有被整合到病人的自我意识中，所以它们往往是强烈的、自动的、情绪化的。如果这些经验形成于很早期，它们可能会带有消极的偏见 —— 自我厌恶、自责或者认为没有人值得相信的不合理预期。

对治疗师和病人来讲，更难以识别的是"软触发"，那种与病人的自我感觉交织在一起的经验，如同病人呼吸的空气一样稀疏平常（Howell，2005）。这种早期的再现，其表现与病人的自我意识嵌合得天衣无缝，因此很难被识别为触发因素。

让我们回到对玛莎（她的丈夫患了痴呆症）的意义的反映：

*"你感到绝望，因为你丈夫日益严重的痴呆症让你不得不面对你正在失去他的事实。"*

在我表达了对意义的反映后，玛莎开始难以自制地抽泣起来。虽然她正与她当下的丧失连接在一起，但她的反应表明：除了因为当下的丧失而悲伤外，她的情感也被触发了。失去丈夫对她来讲是一个重大的丧失，但她抽泣的强度和特征带给我不同的感觉，它们显示出在她丧失配偶的背后，还有其他更为严重的丧失被当前丧失的联想激活了。在玛莎很小的时候，她的母亲会通过切断与女儿的连接来发泄对女儿的愤怒。母亲发泄愤怒的方式有很多，其中一种就是保持沉默。玛莎记起了母亲一言不发的那些没完没了的日子。失去深爱并相伴多年的伴侣是一件非常痛苦的事情。对于小孩子来说，失去父母是无法忍受的。有一种可能性需要考虑，即玛莎把她孩提时经历的情感上被抛弃的恐惧注入她目前的体验中。当她有足够的时间和自己的丧失感连接时，我感觉到她的内心正在经历一场再现。我说道："我在想，是否你对失去丈夫的恐惧触发了一直以来你因为被生气的母亲抛弃而产生的无助感。"

在这次干预中，我识别了感受，并将其与再现连接起来，重现了她早年经历过的母亲与她断开情感连接时的感受。我之所以能把这两者连接起来，是因为她童年发展性创伤的影响一直是我们共同努力的主题。对于这种非常早期的情感唤醒，我们需要向病人澄清它到底是什么：这是一种由不成熟的、自责的思维产生的被情感驱动的、高度扭曲的自我或他人形象。学习如何识别情感的特性，并对可能涉及早期内在心理再现的感觉持开放态度，可以帮助治疗师超越对意义的解释。我们选择的时机和使用的方法非常关键，可能需要等待几分钟甚至几天的时间才能准备就绪。在这个案例中，为了继续探索玛莎的经历，等待她回到一个更加完整的状态是必要的。在她有时间回到正常的自我状态后，确认触发过程，使她能够将失去丈夫的体验与她孩童时的无助感和恐惧感的体验区分开来。即便不把她孩提时代那种无助和绝望的丧失感叠加上，失去伴侣对她来讲也已经足够艰难了。

将童年时期衍生的意义注入当前的生活模式中，使那些最初看起来令人费解的行为变得可以理解。帮助病人看到他们在感受、行为和举止中表达的意义和结构，使他们能够接纳自己，并在理解了隐性意义的前提下积极主动地参与到他们现在的战胜自我模式中。

苏珊的父亲既专横又慈爱，他和儿子的关系比和女儿的关系更密切。父亲的工作能力很强，对孩子们的要求也很严格。苏珊经常因为敏感而被嘲笑，"敏感的苏珊"是别人用来贬损她情感关系的绰号。苏珊应对这些问题的方式是认同父亲的攻击性和要求——成为一个好孩子，总是以切断自己的情感生活为代价而替他人着想。在青春期，苏珊开始通过暴食来反抗父亲。她会偷偷地吃想吃的食物，以此满足自己内心的欲望，让自己从被父亲苛求和控制的体验中得到释放。她逐渐发展出些许有意识的想法：只要能吃到自己想吃的东西，她就会感觉很舒适，而且也拥有与自己连接的能力，这会让她感觉良好，即使父亲对此不悦。但这个再现过程出现了更多的问题：暴食导致苏珊体重增加，这令她非常不高兴；她因违背了父亲的要求以及想有一个正常体重的愿望而感到沮丧、羞愧和无助。除了坚持自己的独立，苏珊的再现——暴食行为，满足了她因为敢于独立思考和行动而受到父亲和自己的惩罚的需求。只有当她同时因为这些欲望惩罚自己时，她才允许自己感到宽慰并与自己建立连接。有时，这种再现会直接在治疗关系中表现出来，苏珊会谈及她在治疗结束后要吃几品脱的冰淇淋，她在试图让治疗师扮演她父亲的指导角色。然而多数情况下，只有涉及她因独立性及与自我欲望连接而受到惩罚时，这种再现才会通过她与自我的关系——循环重复的照顾自己和满足自己的内在欲望——体现出来。

除了硬触发和软触发，当我们思考再现时，询问这个再现是否主要代表一种内在心理或者人际关系模式是有帮助的。分别讨论内心的再现和人际关系的再现是有用的，但这并不表示它们相互排斥。我说的内心的再现，指的是一种自动的、被情感驱动的、不那么有意识的自我关系模式。人际关系的再现包括在治疗关系中或与他人的关系中期望的、发展的或采取的行动。我们必须记住，人际间的再现通常是一个人如何与自己建立连接的心理过程的投射或表征。再现基于潜意识的早期关系模式，在当下自动呈现。因此，亲密关系（丈夫和妻子，父母和子女，兄弟姐妹等）之间的互动特别容易受到再现的影响。在治疗情境中，治疗师成为亲密的他人，成为组织病人体验的渴望、恐惧和幻想的投射目标。下面是一个发生在治疗师身上的再现案例，包含了内在心理和人际关系模式两个维度。

米娅（Mia）前来寻求心理治疗时 32 岁。作为两位专业领域人才的孩子，她在童年时代过着上层中产阶级的生活。她目前的问题是，她因要与一个她没什么感觉的男人结束婚姻关系而感到焦虑。一开始，我们的谈话很直截了当，尽管我确实注意到她小心翼翼地看着我，表现出需要被控制的样子。我还注意到，当她描述她的父母时，有些情绪化。但她回避直接回答这个问题。我不确定这是由什么引起的，因为这是在我们合作之初。我决定尊重她的顺序，给她更多的时间来敞开心扉。我们一起合作了两个半月，我认为治疗进展得很顺利。我们谈到了她的一些核心问题，并建立了良好的工作联盟。

然后，很突然地，她含着眼泪来了。她说的第一件事就是她不能再来了，她不能再这样了。她明显变得心烦意乱，开始哭泣，但说不出话来。我感到困惑，不明白发生了什么。我在心里回想着我们过去的几次治疗，看看我是否做了什么或说了什么让米娅感到痛苦。想起她需要被控制，我怀疑自己是不是把她逼得太紧了。我还是不知道发生了什么事，但我有一种感觉，我应该是做错了什么。当我无法与任何事情建立连接时，我直接问她："是不是我做过或者说过什么刺激到了你，才让你有这些感觉？"她回答说："不，不，不关你的事。只是已经过去两个半月了，我必须停下来。"我想了一会儿。此刻她的哭泣稍微平静了一些。因为我没有捕捉到什么信息，于是问她："两个半是指什么呢？……两个半会让你想到什么呢？"当我说到这儿时，她泣不成声。过了相当长一段时间，她平静了一些，用近乎耳语的音量对我说："从我两岁半起，我就不说话了，在那之前我一直很爱说话，但在那之后，直到 4 岁，我才又继续说话。"我不太记得我说了什么，我能记得的是我不想说太多，因为我想让米娅知道，我愿意倾听她想要告诉我的。她想要结束治疗的行为本身就是一个强有力的声明，我们需要去解读。这个行为表明，她处理问题的内在心理模式就是远离这个问题。当然，她在治疗中的行为让我想要弄明白，在她两岁半停止讲话时是否发生了什么事。

于是我问米娅，她是否还记得那时候发生了什么。然后她告诉我，她记得她整个童年都在反复做着一个噩梦：她躺在床上，看到一个孩子在用红色蜡笔画着一个男人的脸。这幅画剧烈地跳动着，离她越来越近，越来越近，越来越近，直到近在她眼前。她更剧烈地抽泣着。最后，她说："我觉得我父亲对我进行了性骚扰。"

米娅没有结束治疗，虽然她没有立即想起性骚扰的细节，但梦境和回忆渐渐浮现出来。现在我理解了她的谨慎和对控制的需要。我们一起拼凑了她的过去，此外她也承认了她是如何远离那些经验的。我们还谈到了她想如何与父母相处。虽然她经历的再现让我大吃一惊，但这确实让我产生了这样的感觉：我不知何故伤害了她，我不自觉地做错了些事。我对她经历的尊重，以及用不带评判的好奇心去了解她强烈反应的触发因素，使我能够继续探索这种紧张的和充满情绪化的状况。

这个再现发生在治疗关系的人际范围内，但更偏重于互动范围（Lynch，Bachant and Richards，1998），这主要涉及病人在治疗的直接接触中表现出他的经验。在其他情况下，治疗师会更欣然接受这个再现过程，并持续参与重要关系模式的再现。

维塔拖着她6周前新买的电脑走进治疗室，她的旧电脑因为楼上的公寓漏水损坏了。几乎每次她来接受一周两次的治疗时，她都会抱怨自己的肩膀、后背、手臂等让她感到多么的痛。我们知道，病人带进治疗室的任何东西都是有意义的，即使它超出了常规的治疗范围。在前几次治疗中，我观察到这台新电脑似乎真的在伤害她。我邀请她观察这种持续存在的自我关系模式。而维塔有更重要的事情要谈，她用一个让人安心的微笑和一句简短的话来打消我的兴趣："哦，这台电脑真的很好。"

然而这一次，我发现自己产生了一种我没有预见到也无法抑制的冲动。"维塔！"我有些恼怒地喊道，"你为什么不给自己换一台电脑呢？这种情况已经持续很长时间了。"当维塔为自己的行为辩护时——保险公司为这台电脑付了钱，而她想要的是一款屏幕更大、更花哨的电脑，而且它真的没那么糟糕，等等。我注意到我行为的冲动，我的干预是多么迅速和果断。发生了什么事？我不确定。但我的行为肯定是感情用事的，虽然措辞像是提问，但更多的是命令。这并非我平常之举。我们之间正在发生着什么，但我并不清楚是什么。我是不是对她的受虐癖感到不耐烦，开始在我们潜意识的交流中扮演起施虐狂？我是想保护她吗？我在惩罚她没有好好照顾自己吗？以上都是，还是另有他因？我做了几次深呼吸，让自己平静下来，然后开始倾听她和我自己的声音。

当我倾听维塔的诉说时，我意识到贯穿她联想的主线的不仅包括照顾不好自己，还包括惩罚自己。她谈到了自己在周末的挣扎：她拖延了想做的事情，然后又为自己做出这样的选择感到愤怒。当我思考这些话题时，一种关于她的无助的幻想闯入了我的脑海。她是在通过向我展示她把自己照顾得有多糟糕，来表达她期待我帮助她的愿望吗？她是不是为了寻求我的帮助，以让自己变得无助（周末的挣扎和对电脑的选择）为代价？虽然经过了多次治疗后我们才开始充分探讨这些问题，但是她的再现激发了我的反移情这一事实提醒了我们，并让我们意识到，有些问题她无法言说，却又渴望带入治疗过程。这个成果让我们开始探索她根深蒂固的与自己和他人相处的关系模式——无助感，而且无助感对她来说非常重要。探索她对无助感的投入，对她需要使自己感到无助的心理和行为培养起同情心，友善对待她小时候面临的困境，并认识到她在发展这一防御过程中表现出的足智多谋，都是治疗师攻克再现需要完成的任务。

再现表征了重大的创伤体验（米娅很小的时候遭受了性虐待），或者不易察觉的与自我的关系模式，这些模式很早就被构建出来了，而且是自动的、潜意识的（维塔倾向于通过惩罚自己和视自己为无助的受害者的方式与自己建立关系）。如果我们学会从病人的日常交流中倾听他们，我们就可以把对核心问题的探索带入这一倾听过程，否则这些问题可能无法得到解决。吉诺特（2019）认为，再现是由病人和治疗师相互、共同创造的，因此本质为主体间性，在意识—潜意识连续体上，两个主体相互触发并做出反应。这种理解提醒我们，我们可以监控自己在主体间互动过程中发挥的促进作用，从而进入关系动态。

# 第十五章
# 倾听组织

对内容、感受、防御、意义以及再现的倾听有助于我们进入病人的潜意识过程，不过有一种类型的倾听渗透于上述所有对潜意识的愿望、恐惧以及关系模式的倾听模式中。我们的思想和大脑从受精的那一刻起就已经被组织起来了，并且随着成长不断地发展。组织通过幻想的形式呈现其自身，并通过自由联想、感受、移情、象征性表现、行为、阻抗以及再现等多种方式表现出来。在帮助人们增加对自身的理解上，移情起到了至关重要的作用，因为它把我们组织经验的潜在的幻想、期望以及关系模式呈现在我们触手可及的范围里。每个人的组织方式都是独特的，并且由个体的生物、心理、社会三个方面的历史经验来决定。组织的方式负责为我们的思维过程提供框架。

汉娜·西格尔曾用过一个例子来形容组织框架：一位病人把伦敦的寒冷等同于母亲对他的冷漠态度。

当我们注意到那些不断重复的自由联想模式的时候，就是在倾听组织。例如：在喜悦或良好感觉的表达后，紧随而来的往往是厄运；当我们观察到病人在工作中展现出过度的竞争需求，而这种需求如同其在家庭中与妻子和孩子的竞争，我们就能了解到，有一种基本的组织方式在其生活的各个领域发挥着作用；当我们强烈地感受到，病人通过无数细小的动作来表达他希望我们以某种特定的方式与他建立关系的需求时，我们就是在感知组织过程。病人希望我们与他建立的特定关系模式有：治疗师告诉他们该做什么；与治疗师竞争；使治疗师丧失力量；寻求治疗师的关心、照顾；被治疗师惩罚或虐待。我们倾听组织就如同我们在听一首交响曲：倾听潜在的主题，反复出现的旋律，节奏的交叉变化，不同乐器发出的此起彼伏的声音。如前所述，幻想承载着心理活动的组织维度，这个维度通过基于情感的内心叙述来呈现一个人的既往经历。动力学治疗师倾听潜意识过程的基本方法就是倾听潜在的组织。

*在处理了生活的重大危机后，伊迪丝前来接受心理治疗。她丢了工作，除此之外，她那刚开始读高中的儿子（从婴儿时期起，他的焦虑阈值就很低）坚决不想去上学。伊迪丝想要为儿子找到适合的治疗方案，大概用了一年的时间，她找到一个*

焦虑治疗中心，那是一所可以提供治疗的寄宿制学校。现在，儿子的状况越来越好。经过一段高强度的自由职业工作，以及比较长时间的求职，她找到了一家不错的单位。然而，儿子治疗的费用非常高，因此他们一家不得不卖了原有的公寓，搬到城中一个消费比较低的城区。最后她也终于让女儿读上了大学，并且她女儿在大学表现得也不错。

　　伊迪丝说现在她意识到生活充满了危机和挑战，此前她以为的完美世界并不存在。她觉得之前那几年的生活她应对得还不错，但是她同时也感觉到好像哪里出了问题。伊迪丝没有为自己完成的一切感到开心和喜悦，反而是焦虑和沮丧，用她的原话说就是："想要背过身去，把自己藏起来。"她知道自己应该感到高兴，但就是高兴不起来。她几乎要哭了。她说："事实上，我感觉很糟糕，就像躲在岩石底下。"说着，她把自己蜷缩进了沙发里，看起来就像个胎儿。这种隐藏自己的想象反复出现。这是她脑海中组织的重复：把自己藏起来，躲在岩石底下的想象也许是最能激发起她隐藏自己的身体的方式，就像我看到的，她把自己蜷缩进沙发里。我问自己："她的隐藏是关于什么的？她想要隐藏什么？她在躲避谁？她在我面前隐藏自己是出于怎样的考虑？为什么顺风顺水反倒让她感觉像躲在岩石之下？"我既感到好奇，又有一种想要把她抱入怀中的冲动，仿佛她是一个受惊的小孩子。不过我什么都没做，我选择等待她继续说下去。

伊迪丝然后谈到了每当她取得成就后，那种想要隐藏自己的感觉如何激发了焦虑的情绪。她说道："我不想让自己成为教科书上弗洛伊德式的案例（她并不是一个治疗师），但是我觉得我在享受与父亲的特殊关系的同时，还要躲避母亲因为嫉妒而产生的愤怒情绪。"伊迪丝接着说，在她童年的时候，最早与她建立连接的是父亲，而不是母亲。她的母亲更偏爱聪明的姐姐，而父亲则与她"演奏音乐"——她弹钢琴，父亲拉小提琴。父亲很欣赏她的艺术天赋。而她与母亲的关系则与此形成鲜明的对比：毫无连接的、冷漠的、不满的。她记得她曾无意中听到父亲问母亲："你爱伊迪丝吗？"伊迪丝与母亲的关系，无论是内在还是外在，都充斥着她对爱、认可和承认的极度渴求，但这些渴求基本上都是落空的。

但是在这次治疗中，伊迪丝把谈话的焦点放在与母亲关系的另一个方面：她觉得在母亲面前，必须隐藏自己与父亲的连接。最近她的事业进展顺利，儿子的问题得到了解决，女儿上了大学，这些把她带入到俄狄浦斯式胜利者的框架中。这些胜利激活了她对报应的恐惧和幻想，特别是在对父亲的竞争中，她最终打败了母亲。在她的脑海里，这种结构表现为这样一种想法：早已成年的她取得了成就，意味着打败了母亲，由此会导致母亲的暴怒，很明显，对她来说，这是要极力避免的危险。这个观念刺激了她对母亲嫉妒的幻想，也激发了她想要消灭母亲的强烈愿望。她有太多想要隐藏的。

当我们倾听内容、感受、防御、意义、再现以及自身经历时，组织模式便逐渐呈现。不论病人在说什么，学会感知病人独特的组织，有助于我们理解病人基于情感的经验结构。在治疗中，病人会与我们讨论任何出现在自由联想中的东西：关系、梦境、自我经验或治疗师的经验、恐惧或防御。如果我们细心倾听，就能够理解病人诉说内容的内在结构。它会以某种方式发出回声，提醒治疗师关注独特的组织和病人成长中的独特结构。每当我们对自己说："这位病人似乎总是觉得没有得到自己应得的"或者"另一位病人似乎觉得自己无论在什么情况下都有权享受特殊待遇"时，我们就已经意识到这个独特的组织了。

唐娜（Donna）17 个月大的时候，弟弟出生了，母亲把她当成烫手山芋一样"扔掉了"，不过她对此没有任何记忆。但是在与现男友的关系中，她坚信，只要她说错了话或做错了事，男友就会"甩掉"她。在这段经历中，我们看到了唐娜被所爱之人抛弃的创伤记忆，她要去阻止，却无能为力，她想象造成这一结果的原因是自己说"错"了什么、做"错"了什么。即使在谈论她的恐惧时，这种情感的激活也很明显：她迅速陷入一种毁灭性的、不稳定的感受中，认为自己无法在遗弃中活下去。在这个时候，提醒病人在她与前男友分手后，她依然安然无恙是没有任何作用的，因为在那种场景中，她就是觉得自己永远无法恢复。相反，我们可以帮助病人意识到，这些如此强烈的感受正是她很小的时候体验过的无法承受的损失、无助，以及认为发生这样可怕的事情是自己的错。这些都是非常真实的情感体验，但与现在无关。唐娜的现男友真的很关心她，和她两岁的时候相比，她现在拥有的更多。帮助病人与威胁整合功能的早年感受及冲动保持一定距离，能够增进病人自我观察功能的发展，也有助于把病人的注意力从情感风暴里移走，转移到更为平衡的功能中去。要做到这一点，需要双方共同努力，培养觉察病人与自己及他人关系中呈现出来的组织模式的能力。

治疗师可以透过病人的幻想了解病人的组织结构。这些幻想是病人的关系模式呈现出来的期望、需求和想法。

凯文（Kevin）在时隔20年后重新接受治疗。让他非常不安的是，他以为已经康复的强烈的焦虑发作又开始出现了。他之所以打电话寻求治疗，是因为他在工作的五金店里的一次惊恐发作，他不得不告知他的上级经理，然后由同事开车送他回家，这让他特别不安。在我们探讨如何控制焦虑的时候，凯文如何看待自己复发焦虑这件事越来越清晰。经过3次治疗，凯文谈到对自己感到很失望、很沮丧，因为他又开始有之前的感觉了。"我以为我已经打败它了。"他厌恶地说，可能还带着些许对于之前在我这里治疗的责怪。复发是组织的重要信号，他与自我关系模式的再现提醒了我，有可能存在一个需要我们深入探索的内部组织。

不过，第一步我需要确定凯文的不耐烦是否是因为他不了解焦虑的本质。尽管已经过去20年了，我也记不清当时我们是如何讨论他的焦虑的，但是现在我得提醒他，卷土重来就是焦虑的本质，而他对自己提出了不合理的要求——希望自己被"治愈"。如我猜想的，原因不是凯文不了解焦虑的本质，他了解这一点。通过再现，他与自我的关系模式向我们展示了一个强大的幻想，这个幻想对他来说很有意义。在这个幻想里，有被幻想驱动的挫败与失望的体验——他原本期望自己可以做得更好，然而他并没有。期望自己做得更好对他来说非常重要，在我们理解到这一重要性之前，他的体验不会发生任何改变。

在接下来的一次治疗中，他提到了对自己的失望，我观察到，他的失望感经常出现，而且强烈程度显而易见。我想弄明白，便出声问道："对你来说厌恶自己或对自己失望非常重要，是吗？"凯文有点吃惊，因为他讨厌这样的感觉，他最渴求的就是让自己感觉更好一些。鉴于凯文倾向于将自己当成受害者，于是我用积极的语气对他说："没错，你希望认为自己做得更好，但一次又一次地，你不由自主地认为自己做得还不够好。"这个互动使我们得以探索凯文的一段早年经历，那段经历一直困扰着他：他的弟弟是家里那个聪明的孩子，准确地说是非常聪明。这让凯文总是觉得，和弟弟比起来，自己不够好。家里人从来没对他说过这样的话，但凯文却抓住一切机会来指责自己。在他还是个孩子的时候，从开始意识到自己和弟弟不同的那刻起，一种强大的潜意识幻想就孕育而生了。他童年时对这个差异的看法组织成了他与自我的关系模式，并构建了他的内心世界。了解和感受了凯文的心理组织，以及他最初如何对自己进行自我苛评，让我知道了该如何展开我的干预工作。

凯文的心理组织由成千上万个时刻建构——在观察弟弟如何建立关系的同时，他也在与自我建立关系。他得出这一切的意义并形成结论时，必然受到他还是个孩子的限制。心理组织是由孩子们的想法、期望和幻想设定的，在运作中，孩子们主要受情感主导，思考能力必然受到限制。我们通过寻找病人与我们、与他人、与自己的关系所揭示的意义和模式，来学习了解组织。

# 第四部分

# 临床步骤:
# 改变病人与童年创伤的关系

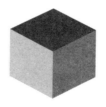

Exploring the
Landscape of the Mind
An Introduction to
Psychodynamic Therapy

"空有行动而毫无愿景，不过是虚度光阴；空有愿景而毫无行动，终究是白日做梦；愿景起而身动，则能改变世界。"

——纳尔逊·曼德拉和乔尔 A. 巴克

（Nelson Mandela and Joel A. Barker）

当我们接近旅程的终点时，我们比以往更能深刻地意识到这样一个事实：我们与病人之间的大部分互动就是对其经验的倾听、观察、关注、探索以及反思。我们通过倾听潜在内容的许多层面，去更好地理解病人的思维是如何组织的，以及它们的关系又是如何建构的。理解病人的心理组织为我们提供了一张地图，让我们知道创伤隐藏在哪里，以及在哪里进行干预是最有效的。心理动力学的理解使得病人和治疗师能够进入那些既往经验的自动的、潜意识的关系模式中。恐惧、冲突以及嵌入到它们中的与自我分离的部分共同塑造出病人的心灵地图，而对心灵地图的探索将直接引领我们到需要治疗关注的经验中。

由于创伤具有预测及保障生存的价值，所以对创伤经历的记忆被进化保存了下来。创伤记忆被保存是无法改变的，正如同我们无法抹去被虐待、被忽视和面临依恋问题的经历。尽管我们无法改变病人过去经历的创伤性事件，但我们可以帮助他们改变与这些复杂发展性创伤的连接方式，特别是那些遍布于日常生活中的创伤痕迹。创造持久改变的关键，是致力于探索分裂功能的细微表现。改变存在于组成日常生活的每一小步中。注意到凯文与自身的关系模式对其有着强烈而广泛的影响，能让我们集中精力于强大的、根深蒂固的、再现的童年防御模式。这种防御模式对他产生了深远影响，而探索这个模式能够让他掌控自己的生活，而不是把权力拱手让给自己的焦虑情绪。

通常，改变不会戏剧性地发生，尽管有时候"啊哈"的时刻确实会伴随治疗中获得的洞察力而来。然而，在这些时刻发生的转变需要由不那么有吸引力的日常工作来支持，即在整合的中心自我上建立新的基础。大脑回路的重新连接需要一个坚固的基础做支持，而这个基础需要一砖一瓦地建设起来。一步一步的小行动就是那一砖一瓦，需要我们有条不紊地去铺设，富有同情心的关系就像水泥，涂抹在我们铺好的砖瓦上，强化我们的每一步。

上述过程可以用一个临床案例来说明：一位患有社交焦虑的病人通过决定与朋友见面，战胜了避免社交接触的冲动，取得了小小的胜利。她理解到回避只会让她更害怕，而这种理解支持了她的行动。对于重建心理组织来说，她采取的行动是实在的、有形的，通过一小步、一小步地迈出来改变她的神经网络。这种心理组织重建的另一个例子是：病人能够给自己反思的时间和空间，去看自己的内心在想什么，而不是按照他惯常的做法，当伴侣说了一些伤害他的话时，他就立刻予以反击。同样，这一过程也会发生在治疗中，病人会冒险让自己看到或感受到那些他们习惯性回避的想法或感觉。在凯文的治疗中，花时间反思他是如何用习惯的方式与自己连接的，对于发展他与情感激活之间的新的关系模式非常重要。

对于病人来说，每一天都有无数的机会，可以冒险练习与自己、与他人建立新的连接方式。为了形成新的、更整合的关系模式，这些小的行动需要被不断重复。一个改变的形成，需要很多的一小步和很多的瞬间，而且尤其需要对微小的进步给予欣赏。改变只能在与平衡的中心自我相连接的情况下，通过一步又一步、一个时刻又一个时刻的累积来实现。这种与自我的整合式连接，为思考、感受、记忆、期待和深思熟虑提供了空间。病人朝着一个更为平衡的中心自我迈出一步又一步，值得我们与病人一起庆祝他们的胜利。这一步又一步的努力是病人改变策略与信念的核心，而这些策略和信念是他们在儿童时期形成的，以应对当时他们无法应对的困难情境。我将在本书的最后一章详细介绍这个过程。

我们可以将复杂发展性创伤的各种痕迹看作运作的连续体，有时这些痕迹会产生一种刺痛感，让我们意识到有什么东西被激活了，但这种体验如此轻微，以至于人们可以轻易地与他们的核心自我保持连接。在这个连续体的高端，这种体验更像是外星人入侵，就像电影《异形基地》（*Body Snatchers*）中的情节——外星生物趁人们熟睡时侵入人们的身体和大脑，使人们成为活死人，进而毁灭人类。通常，病人的自我意识被削减，变成一副空壳，而侵入的想法和感受取代了正常的整合功能。当激活处于连续体的低端时，记住，只要有可能，这个范围的激活就能够帮助我们让病人参与到治疗过程中来。那些使我们的治疗工作更有成效的激活，发生在连续体的低端。因为在较低水平中，病人能够伴随着推动情感唤醒的恐惧、防御、策略和幻想，去检查情感的激活，而又不丧失自我观察功能以及整合能力。这些小的改变可以减轻对自我感觉的威胁，并促进整合，而整合恰恰是心理动力学治疗的目标之一。

三种主要的思考将贯穿本书的最后几个章节。第一，研究经验的内在心理维度；第二，帮助病人发展自我观察功能的必要性；第三，促进自我整合。

作为人类，关系是我们生活中最重要和最有价值的一个方面。它们传递着我们的过去，组织着我们的现在，承载着我们对未来的希望和梦想。它们使人们的思想协同一致，从而产生新的愿景、想法和机会。关系丰富着我们。但通常，当我们审视我们的关系时，我们不会想到我们与自己的关系，治疗师也可能不会考虑病人与其自身的关系。但是，没有什么比一个人与其自身的关系更重要的了。除了我们，没有人能知道隐藏在我们内心深处的秘密的愿望和恐惧。治疗师运用与自己的关系，了解与病人的关系中被激发出来的感受和幻想。注意到病人与他们自己的内在关系，有助于我们看到他们的内在心理组织。与自我的关系——病人和治疗师各自与其内心世界的连接和断开连接——会帮助我们理解与他人的关系。心理过程的相互关联性，以及它对于内外刺激的反应，都确保了过去的记忆将组织我们现在的关系——无论是与他人的关系，还是与我们自己的关系。

在最后三章中，我将更详细地探讨病人如何与自己建立关系，即关系的内在心理层面。心理组织由内部和外部关系丰富的相互作用推动。例如，曾经被虐待的经历会使一些病人对他人的施虐倾向变得很敏感，其自我虐待的倾向也可能激活。

通过虐待（被虐待或虐待他人）建立的关系也可以成为病人感受与他人连接的主要方式。例如，病人可能会积极刺激虐待行为，以获得情感上的重新连接（与自己和他人），而这是其他关系模式所不能提供的。由于情感属于关系的内在方面，所以我们总是会在内部心理以及人际交往中去寻找它。情感总是存在的，并把我们引向最有意义的内容。

在生命的最初几年里，我们的心智在与别人的关系中形成。我们早期与自我和他人的互动创造了在内部心理体验和人际经验之间相互影响的模式。这些内部心理体验和人际经验往往相互融合，特别是在有压力或情感被触发的时候。内部心理的、受幻想驱动的与他者的体验——我们如何感知他人，他人对我们象征着什么，他人激发了我们哪种防御方式——是我们如何感知以及如何与他人建立连接的重要组成部分。当我们能够处于一种开放和灵活的自我意识中，我们不仅能够"看到"，而且还允许来自他人的更多的"差异性"进来（Ginot，2015）。无论出于何种原因，当我们变得不那么开放和灵活时，当我们身处警觉或预估危险发生时，保护功能就会被激活，防御性幻想可能会主导人际交往。

我们一直都在与自己进行连接。我们可以检查自己，看看我们是否饿了，是否想要一杯冰啤酒或一个热辣约会，或者我们是否真的需要为课堂学习而去阅读论文。很多我们与自己的连接都不属于潜意识再现的范畴。但是也有很多确实属于这个范畴，那些更为牢牢地持有的，与防御机制紧密结合、尚未整合进自我中心意识的想法、信念、情感和幻想经常承载着潜意识的内在心理再现，以及与不同方面的自我的关系模式，这些关系模式体现着分裂出来的幻想、意义和感受。倾听病人如何与自己建立连接，给我们机会识别和阐释那些对病人生活有重大影响的早期潜意识的、未代谢的关系模式。

珍妮（Jenny）在我这里接受治疗已经很多年了。最初，治疗主要集中在情感体验非常痛苦的儿童时期。她的父亲是一名教师，他对她的关心主要表现在要求她做越来越多的功课和取得最好的成绩。除了和她谈功课，他很少和她说话，而且就算是谈功课，他也觉得珍妮的功课永远不够好。她的母亲，一个美丽、焦虑又相当自恋的女人，对珍妮的身体或情感的敏感反应异常迟钝。比如，她的母亲会用一把硬刷子为她洗澡，直到她痛苦地尖叫起来；母亲也不理会珍妮因为洗澡水太烫而发出的哀号。通常，母女俩每天早上都会吵架，珍妮会穿着脏衣服和脏鞋子，流着眼泪走到学校。只有在她生病的时候，珍妮的母亲才会给予她每天都渴望得到的关心和关怀。也许对珍妮来说，最痛苦的经历就是在父母吃过晚饭，回到卧室并锁上房门后，只留下珍妮一人——独自做作业、做家务、在夜晚照顾自己。当她无意中听到父母卧室里传来的欢声笑语时，她的处境变得更为艰难。珍妮深深渴望着与父母建立情感连接，但是她感到自己被拒之门外。让她处境更加痛苦的是，当珍妮试图从父母那里要一些东西——一条裙子、一个玩具、和父母或朋友一起玩的时间、一本书甚至一个生日礼物（她从来没有举行过生日派对）时，父母要么告诉她家里什么都买不起，要么就说她总是索要太多。

珍妮开始接受治疗时非常抑郁，但她在治疗过程中很投入。我们致力于理解她的成长史，并发展出一种叙事，将她早期的经历和现在的感受连接起来。多年之后，她拥有了幸福的生活。她嫁给了一个爱她、善待她的男人，与他人建立了良好的关系，还成为一名在她的领域很受重视的专业人士，一段时间后，又有了自己的儿子。看起来，尽管她的早年生活不幸，事情还是发展得很顺利。

　　因此，在一次常规治疗中，当珍妮向我吐露她已经有好几个星期处于解离状态，完全和自我切断了连接的时候，我几乎毫无准备。她觉得和自己及家人都失去了连接，她用电视和智能手机来摆脱这种感觉。对自己成长经历的内疚和羞耻感支配着她的体验。当我们审视那些感受时，我们发现珍妮为她饱受困扰的童年生活而自责。一种深深的、无声的抑郁浮现出来。她不想活了。她承认自己有丈夫和孩子，但她无法阻止自己的解离，或回想童年受到的忽视和虐待。她的童年、抑郁、被忽视与自责的感觉让她感到非常羞愧，以至于她不知道该如何继续下去。珍妮是认真的，我从未见过她如此沮丧。

　　在这次治疗中，我们的探索让她对自己童年时的绝望感倾诉得比以前深切得多。虽然珍妮告诉过我她小时候是多么的不快乐，但她却无法传递出情感的淹没感，也无法充分表达出她的痛苦有多深。珍妮现在承认说，事实上，她在童年时曾有过自杀倾向。她以前就不想活了。也许当时唯一使她与生活连接在一起的就是她的才能在学校得到了认可。在那里，她感到自己受到了重视。但现在回想起她童年时的绝望，那种绝望感就报复性地卷土重来，并且让她确信我以前离她更远。现在，我每时每刻都能看到、感觉到、体验到她的绝望。我有一个幻想，虽然她曾经告诉了我她的童年经历，但现在她觉得和我在一起足够安全，可以让她发自内心地和我分享。毫无疑问，现在支配着她的体验的是一种强烈的感受。当下我能看出她正再次经历她的童年创伤。大多数时候，我只是听她倾诉悲伤。我观察到，她现在正向我展示她童年时代的全部强烈的感受。我试图帮助她远离抑郁的深渊 —— 她有被抑郁的深渊吞噬的危险。珍妮承认她需要我完整地看到并感受到她强烈的绝望感，但我们都清楚，这次治疗结束的时候，就算没有对于这个痛苦经历的解决方案，我们也不得不停下来。我告诉她，如果她需要额外的治疗，可以告诉我，我想让她知道她有我的支持，我会一直在她身边。她感谢了我，但没有打电话来。我很担心。

在下一次治疗中，珍妮仍旧身处黑暗。她哭着说："我知道父母爱我，但我不知道被爱的感觉是什么。它就像一种我从来没尝过的水果。"她接着想到了自己的丈夫，她说他知道怎么爱她。"这对他来说太简单了。"珍妮继续说，"对他来说，与他人建立连接很容易。但对我来说，最难的一步是爱自己。"珍妮把注意力集中在一个让她绝望的主要因素上：一种既挑剔又无望的自我连接模式，这是她早年与父母关系的映照与内心再现。


关注病人如何与自己建立关系具有治疗价值。作为通往病人潜意识关系系统的途径，内在心理功能为我们提供了看到、检验和直接将有问题的模式呈现出来的机会。当我的病人珍妮是一个孩子时，她父母的行为极端不可预测，她又遭受了长期的情感忽视，她发现自己感受好的时间很难超过几周，这是她父亲对她关心和亲切的最长时间。她现在与自己建立的关系模式以及遵照的时间表都跟她小时候的一样。

另一个对治疗有效的关注点是注意病人谈论自己时的语调。我们的观察提供了一个反思的时刻，去反思病人与自我建立关系的模式，这种模式如此习以为常，以至于我们都不会注意到它。就像久入鲍鱼之肆而不闻其臭，病人通常不会意识到许多与自我相关的消极模式，不管这些模式是多么具有破坏性。在实用的层面上，因为病人每时每刻都在与自己建立连接，所以对他们的关系模式有更深的理解，可以给他们提供无数的机会，在日常生活中去发现、体会。许多心理上的再现、幻想和关系模式都是创伤（包括忽视、虐待和充满冲突的依恋）的产物。练习识别、容纳和接受这些模式的机会总是触手可及，这样就能以新的方式建立与自身的友好关系，从而强化疗愈的过程。

自由联想的过程给了我们很多机会去了解病人与自己的关系。他们是否抑制自己，把自己封闭起来，以至于一个字都不会泄露？他们是否向治疗师倾倒似乎没有止境的事实和感受？他们允许自己反思自己的经历吗？他们与自己的关系是关心和友好的，还是批判性的挑剔？他们是不是在流露出好的感受后，又会把不好的感受翻出来旧账重提？倾听病人如何与自己建立连接或与自己断开连接所包含的情感意义，可以让我们了解病人心理组织的重要方面。情感把我们与核心内部经验、核心外部经验连接起来，使我们能够处理早期心理组织。体验的内在心理维度和人际间维度是参与情感体验与投射的中心过程，是核心情感主观性（幻想、愿望、恐惧等）如何组织体验的不同方面。其中一个方面在治疗工作中占据最显著的位置，而在其他时候退居幕后。牢记内在关系模式和人际关系模式的相互联系，以及情感体验如何影响我们的内在与外在生活，能让我们更清楚地看到病人的心理组织，以及我们（相互主观地）刺激彼此的方式。

反思是一种内在心理过程，是一个人向内看自己如何体验自己、治疗师或他人的过程。除了反思，我们还谈到行动可以成为一种识别心理组织的媒介。当我谈到内在心理的再现时，我指的是一种自动的、受情感驱使的、潜意识的与自我的连接模式，比如珍妮用挑剔又无望的方式与自己建立连接。

人际间的再现是指在治疗关系或与他人的关系中发展出来的或采取的潜意识行为。再现特别容易出现在与亲密的重要他人（丈夫和妻子、父母和孩子、兄弟姐妹等）的互动中，这是内在关系模式和人际关系模式的融合。在治疗情境中，治疗师成为病人的亲密他人，一位病人渴望、恐惧和幻想的目标，而这些渴望、恐惧和幻想组织了病人的经验。人际间的再现承载着特定的内在心理过程，即病人如何与自我建立连接。例如：在治疗互动中，一位有自我惩罚倾向的病人会通过责备自己不够完美来刺激并再现惩罚的幻想。实际上，在这种情况下，治疗师可能会受到刺激而扮演惩罚者的角色。或者相反，治疗师的情感可能被激活，从而扮演被惩罚者的角色。能够捕捉到人际互动中表现出来的这些内在动力，就可以帮助我们更好地了解它们是如何在病人的内心世界中组织和发挥作用的。而且，探索病人的内在心理世界也可以帮助我们更好地理解病人的人际关系模式。心理功能的相互联系确保我们可以在病人关系的许多方面寻找其内在组织。

在正常功能中，内部情境和外部情境的情感意义推动我们朝着目标前进。另一方面，在情感触发点被触发的情况下，一切便由早期的、以情感为主导的功能来接管。占据主导地位的是被触发的情感，而不是情感把我们与有意义的行为联系起来。例如在压力下，病人可能会以爆发的敌意来回应他的伴侣："为什么你总是在你想要的时候逼我做你想做的事情？"当紧迫感和信念取代了等待的能力，或者更有效的沟通能力时，一个移情再现就出现了。我们被拉出我们的中心状态，卷入一个威胁着要吞噬我们的永无止境的旋涡中。

利用情感激活的细微痕迹，也就是我们所说的微创伤触发，可以让病人在与自我中心的、完整的方面有连接的时候，捕捉到自我分裂的部分。这些早期经历的更为轻微的痕迹使我们在分裂过程激活情感劫持之前就能去识别防御、再现和象征过程。发展病人观察和处理心理过程的这些细微方面的能力，给他们提供了一个宝贵的工具，来改变他们与情感触发点的关系。这为他们提供了无数的机会，让他们在与功能的这些内在方面有连接的时候变得主动、负责。在自我功能更完整时采取行动，能使自我的分裂部分与自我观察功能产生联结。这样，病人就能连接到自我的中心，因为他们允许自己看到和听到他们的其他部分试图传达的信息。

支持一个观察性自我的出现对创伤的疗愈至关重要。观察性自我是自我的一个方面，它能与创伤带来的感受共存，又不会被其淹没。范德考克（2014）强调创伤疗愈包括帮助病人改变他们与创伤激活的关系，以便"在当下学会在过去的记忆中生活，而不被它们淹没"。帮助病人以一种平静的、集中的状态观察并注意他们的体验，并把此体验当成感兴趣的对象，是改变发生的一个重要方面。一个更强大的观察性自我会转化病人与触发事件的关系。当达到这一目标（这是病人与治疗师在保证安全感和信任的关系中缓慢发展出来的功能），病人不会再将创伤激活视为当下即将发生的可怕事情。病人会认识到这只是某种特定的感受被激发了，而不再对再次的创伤产生极度的恐惧。将体验作为好奇的对象，可以使病人远离与创伤性童年经历相关的记忆、防御和幻想。这本身就能让病人感到更安全。它会给病人与情感触发点之间的关系带来变化。这种最佳距离有助于整合。

现在已经形成了很多种方法，用来帮助人们改变他们与复杂发展性创伤相关的自动唤起的情感之间的关系。虽然这些方法中有一些不是心理动力学的，但大多数方法都与心理动力学原则享有共同的组成部分，而且所有这些方法都涉及创造一个环境，在这个环境里，以培养整合和提升自我观察能力为核心。冥想、瑜伽和感官聚焦治疗都强调在放松状态下集中意识。由理查德·施瓦茨（Richard Schwartz）开发的内部家庭系统疗法是另一种创伤治疗方法，它"整合了内部心理经验和人际经验"（Goulding and Schwartz，1995）。一个人在足够平静的状态下能够反思内心的体验，这是一个共同的特征。从心理动力学的角度看，布施（Busch，2014）关于病人防御功能的研究就是其中一个例子。其方法的特点是，当病人犹豫或联想流中断时，他会要求病人停下来，去注意脑海中正在发生的事情。布施要求病人在情感轻微激活的时候退后一步，观察他们自己的过程，以改变他们的思考方式。聚焦于识别和处理早期有问题的关系模式的细微表现，需要通过增强治疗师和病人的自我观察功能来构建治疗过程。当我们以这种方式工作时，治疗师和病人都更能注意到被分裂的冲动、行动、需求、恐惧和幻想。这种注意允许病人主动将这些点连接起来，以增强个人能动性。关注较低层次的情感激活事件，以及当前功能和童年创伤经历在结构上的相似性，能够让我们进入心理组织和处理过程中，否则我们只会被隔绝在外。

# 第十六章
# 识别情感触发点

从表面上看，识别情感触发点似乎是一个简单的任务。病人对于一个情境所做出的情感反应和这个情境本身并不匹配，比如情感的恰当性、强烈程度、持续时间、反复无常或矛盾心理（Greenson，1968）。例如：一位女性的工作表现受到了质疑，她因此崩溃痛哭而且怨恨自己；当妻子对同事只是以礼相待时，丈夫会不可理喻地吃醋；当老板为设计师的项目提出了另一个概念时，设计师完全不知所措。但是情感的激活可能更加微妙，而解离的过程也会掩盖重要的防御。情感的触发可以包括在沉默中切断关系、责备自己或他人、微妙地转移话题，或者没完没了地谈论各种话题。病人可能会有意识地将情感触发理解为异形体入侵，或者与自我意识紧紧纠缠在一起，把触发的情感当成自己重要的部分。不是所有的情感触发都会引发情感风暴。对于一些病人而言，情感的触发更像是风向的转换。

有些治疗师认为，收集病人的过去能够提前预警之后在治疗中出现的特定问题。通常情况下，如果治疗师在诊所、医院或者机构工作，这些地方会要求病人填写表格、清单或者描述个人历史。但是，对于何时以及如何知悉病人的过去存在相当大的争议。可以在治疗开始就完成收集工作，这会让治疗师更好地了解潜在的问题和情感可能被激活的领域。然而，如果我们有耐心和自由，始终牢记揭示病人过去的重要性，当那些历史开始浮现出来的时候，我们可以运用自己的好奇心去收集，相比一次性地获取所有信息，这将更有成效。因为：

第一，对于经历过复杂发展性创伤的病人来说，我们要在治疗过程中尽可能多地给予他们需要的掌控感。我们不会出于只是为了满足自己想要尽快了解的需要，而打断病人叙述的时机和顺序。当我们处在信息驱动的思维中时，我们就只顾着寻求病人在治疗之初就能提供给我们的有意识的、外部的回答，也就错失了了解和帮助病人探索在讲述过程中出现的幻想、感受和联想的可能性。这会影响我们了解病人内在情感唤起的程度及与病人一起将过去经验和当下功能连接起来的深度。

第二，我们需要承认，病人的内在中有很多我们尚未意识到的部分。我们仅顾着完成自己的时间计划会侵占病人的内在过程。我们将面对一种风险，即失去这一刻——病人的很多内在因素汇聚在一起，并准备好向治疗师表达。尊重病人的准备就绪或者尚未准备好是一种交流方式，传递出我们重视病人的内在过程，并愿意等待对他们来说合适的时间。对那些遭遇过发展性创伤的病人，尊重他们叙述的顺序尤为重要，因为向他们提供掌控的机会是疗愈过程的一部分。

第三，心理动力学工作需要治疗师尽可能贴近病人的内在过程，因为这会让我们更清楚地看到贯穿于病人经验中的组织、感受和意义。直接的提问和回答让病人不断对我们做出回应，却没有让我们关注他们的内在反思，也不会帮助我们了解或者进入病人的世界。如果我们认可病人的过去在组织愿望、恐惧和幻想时的重要性，就会有充足的机会对病人经验中的细节感到好奇，并将对于那部分历史的反思建构到过程中去。

仔细倾听承载着潜在意义的联想，与病人对治疗师的感受保持连接，观察病人肢体表达的变化，倾听那些未被言说的部分，与病人的阻抗、梦一起工作，这些都会向我们指出病人的情感触发点。这是一项缓慢又艰苦的工作，其原因有很多，其中最重要的一个原因是了解一个人的心理组织需要时间。而且，我们的首要目标是和病人保持连接。如果我们进行得太快，会激发病人被切断连接和被抛弃的感受。只关注内容会让我们错过情感线索，将我们带进死胡同。准确地感知另一个人的经验需要时间和仔细地倾听。在治疗初期，我们对病人所知甚少。通过关注病人的话语、声调、非语言化的线索和行为，对病人的全部经历保持开放的态度，这是倾听情感激活最有效的方式。下面的案例可以帮助我们看到，更为明显的创伤性丧失是如何掩盖更早期的复杂发展性问题的，而这些问题深刻地影响了情感触发的过程。

维塔是一位能干的律师，在一家大公司工作，后来由于公司破产被解雇。失业对维塔来说格外具有挑战性，因为在很大程度上，维塔把自己的身份认定为赚钱养家的人，她认为自己能够为家庭的经济稳定提供支持。她对失业的强烈反应（她的痛苦和恐惧迫使她接受治疗）告诉我，她的情感被触发了。

维塔 10 岁的时候，母亲死于癌症。家里一共有 4 个年龄相近的孩子，而她是家里的老大。母亲的去世令父亲备受打击，以至于他无法在情感上照顾孩子。这个家庭苦苦挣扎了若干年。在那段日子里，维塔羡慕那些来自于稳定、无忧无虑的家庭的朋友，并暗暗对自己发誓，她会发奋学习成为一名律师，就像她朋友的父母那样，这样她就可以在未来过上有保障的日子。自那之后，她开始无情地逼迫自己，直到她被大学录取并在顶级律师事务所获得了职位。她失业后的焦虑和她小时候母亲去世后的无力感有关。她更为明显的防御包括无情地要求自己做更多的事，这是一种她与自己建立连接的既原始又残酷的方式。其他清晰可见的还有否认、解离和分裂的防御方式，她用这些防御去抵御母亲去世后体验到的孤苦感和无助感。我们的合作颇有成效——与她埋藏了多年的情感建立了连接，并越来越意识到她的情感触发点。在此期间，她开发出一个在当今金融市场具有颇高价值的软件程序。她试图将程序出售给大型国际公司，而且总能在竞标中跻身决赛选手之列，然而尽管各方对此非常感兴趣，她却没能达成一笔交易。

维塔决定找工作，但是她无法全然投入其中。一次又一次地，她说自己本该打电话却没有打，想做的事情也一再拖延，她就是没法忍受这整个过程。起初，我很困惑。在过去的几年里，我能够看到她在情感上和职业上都成长了很多。她在一个迫切需要她的知识和技术的领域发展出专长，但是当她谈到找工作的痛苦时，我注意到，当她把自己和其他工作竞争者相比较时，她有多么消极和绝望。无论她面对的是真实存在的与她竞争同一份工作的同伴，还是想象中的竞争对手，她总是把自己幻想成一个弱小的、能力不足的人，无法达成任务，会被毫无悬念地踢出局。

我开始更多地注意到，对维塔来说，在与他人的比较中消极地看待自己是一个自动的、潜意识的习惯。我想起维塔曾经问过一些貌似很随意的问题，比如其他人怎么处理类似的问题。同胞竞争的画面开始浮现出来。我开始问她更多关于她与兄弟姐妹的经历：她与其他孩子的出生时间究竟相隔多少？她对兄弟姐妹的最早的记忆是什么？在这段时期，她和母亲的连接怎么样？维塔默默地流下了眼泪，告诉我，其实她和其他孩子的年龄相差不多，他们也就相差大约一岁半。渐渐地，随着我们更多地关注她生命的最初阶段，我们发现，母亲的去世其实是她的第二次创伤。第一次创伤在她只有 18 个月大时就开始了，从那时起，一个又一个孩子的出生让她一遍又一遍地体验到了"失去"母亲的痛苦。而经受的母亲去世的创伤，她有更明显和更有意识的记忆，这就像第一次创伤经历的结晶或重映：当她还是一个非常小的孩子时，她就面临着复杂发展性创伤，她拼命地试图与曾经拥有的母亲重新建立连接，但随着家中其他孩子不断地闯入她的生活，她"失去"了自己的母亲。因为那个时候她尚且年幼，对于自己为什么会感受到孤立、孤独和匮乏，孩童时期的维塔认为是自己不够好造成的。维塔用一个孩子的逻辑，想象如果可以让自己变得完美，如果她可以更努力，她就可能更好些。尽管她所有同胞都比她小，但在她看来，他们（就像目前幻想中的工作竞争对手）都具有她所匮乏的能力、连接和自信。

我们一直在研究这个问题，现在维塔越来越清楚地知道，为什么她会对这些情境有那样的反应，因为这些情境唤起了她儿时的记忆，她曾忍受着淹没性的、无力超越对手的无望感。维塔在孩童时期体验到的无助和无望感令她萌发出这样的念头：她所承受的丧失都是自己的错，如果她更努力，变得更好，就有可能重新获得自己失去的东西。

尽管维塔在自己的领域颇有建树，在人才市场上也被重视，并且天资聪颖，但还是有那么一些时刻，她早期情感和幻想会深刻地触发她。在这些情况下，她对于这些感受的"正确性"深信不疑，她几乎被一种情感信念"自己远远不如别人"麻痹。维塔对这些情境的反应非常强烈，她感到绝望，这和情境并不匹配，这些反应都是由她的童年经历和需要做到完美才能赢得竞争的幻想引起的，都显示出她遭受了复杂发展性创伤。当情境不断让她想起早期的艰难时光，她的情感和记忆就会被激活，然后淹没她，于是她不断重复地体验早期创伤。当维塔被触发时，她受控于右脑产生的情感信念，于是她采用儿童时期发展出来的"策略"来处理她的情感唤起。与此同时，她的左脑（她敏锐的逻辑能力、系统能力和分析能力）则成了一具空壳，毫无作用。

在治疗有复杂发展性创伤的病人时，我们要学会辨识进入情感唤起的早期迹象。有时病人的语调是一个标记；通常还有一些特定的词（典型的是评判性的词语，比如"你这个混蛋"，或者"你这个蠢货"等），或者是自言自语的特定短语或方式。有的时候，情感被激活的信号是病人开始把自己和别人做比较。帮助病人改变他们和情感触发点的关系，其中一个目标就是在病人完全陷落于右脑主控的情感劫持之前，和他们一起识别出情感激活的先兆。而且，进入情感劫持的信号也因人而异。我们需要与病人一起细致地合作，才能识别出这些信号，这些信号可以用来提醒病人他们即将被卷入情感的旋涡。随着对这些信号有更多的理解和识别，当病人和治疗师感受到与情感唤醒有关的体验开始露出苗头时，就可以一起互相检查。

我的病人凯文曾经固执地认为自己的表现比不上大多数人。当我们就这个信念的原因进行探索时，他开始意识到，自己童年时期对于原生家庭问题的解释对他来说是多么的"有用"，尽管在这个过程中，他的自我意识遭受了极大的痛苦。我们花了大量的时间来探索那个转瞬发生的过程：他在不断恶化的局势中加速前进，直至情感被完全激活。这个探索过程必须在情感被唤醒之前或者之后进行，不能在情感唤醒期间进行。有时在情感被激活之前，我会让他想象如何与自己进行连接，然后和我分享。通过对这些过程的检视，我们生成了一份清单，上面包括词汇、语调（轻蔑）、关系模式（自责）和内容（与他人做比较，并否定自己），我们可以在将来与他自动的、潜意识的早期再现的斗争中用到这一份清单。

我们学着去倾听情感触发点，尤其要关注病人在交流中使用的语调。词汇、短语、语调和行动所传递的紧迫感或绝望感经常显示出病人的早期经验正在被激活。当病人因恐惧而吸气，或者使用的词语或短句传递出紧迫感，我们最好问问自己和病人此刻正在发生什么。虽然在成人的生活中，也有些境遇涉及生死，但是通常来讲，这些感受来自于更早期的生命阶段。这种思维方式标志着非黑即白的思维模式占主导地位，当面临威胁性情况时，病人会更加无助。这种紧迫、无助和绝望的体验通常来自早期创伤或者童年不幸事件。感到绝望和无助的主要是儿童，因为他们在世界上的自主权有限，所以他们必须依赖成年人以满足自己的需求，而且这种情况会持续很多年。我们要关注病人沟通中表现的特点，用我们的好奇去主动了解和探索病人与这些特点的关联，这会将我们直接带入重要情感问题的核心。

一个识别情感激活和伴随而来的情感触发的有用工具是：好奇当下的感受是何时出现的。病人感到焦虑、暴怒、抑郁、崩溃等有多长时间，或有自杀倾向多长时间？一种感受出现的时机以及和它相关的背景通常具有象征意义，对于治疗性的探索很有用。我们可以从我的病人伊迪丝呈现的移情和反移情中看到这一点，伊迪丝对于安抚自己力不从心，除非陷入崩溃之中。我问她是否知道自己现在的焦虑是何时出现的，她意识到在她最小的孩子去上大学后，自己一直采用的"忙、忙、忙"的防御就变得不是那么有效了，以至于她不得不开始关注自己的内心。在接受治疗以前，病人通常不会花时间反思他们情感被激活的时候究竟发生了什么。我们可以和他们一起做这个工作，帮助他们学习如何把不同的点连接起来，并理解情感的连接。

由于我们不具备相关信息，所以经常难以识别病人的情感触发点。虽然病人告诉我们他们自己的经验，但其中透露的细节并不足以让我们看清究竟发生了什么。我们不能基于抽象或者预先设定的结论开展工作。我们需要看见和听见所有的细节，以便捕捉到可能激发病人情感唤醒的潜在模式。让病人详细地描述在他们的情感被激活之前发生了什么，可以让治疗师和病人都更加清楚地看到是什么激发了情感的唤醒。

治疗情境中的亲密人际关系一定会唤起治疗师和病人的内在心理感受、防御和幻想。作为治疗师，我们使用自己的反移情觉察来提醒我们正在出现的过程。除了注意那些发展得更成熟的心理过程，我们还需要关注那些一闪而过的念头，或者无关紧要的幻想。我们需要记住，治疗情境中的再现可能直接与治疗师有关，也可能无关。病人将与他人的关系再现于他们与自己的关系中。再现，就像移情、阻抗和防御，无处不在，它们代表了病人如何组织和加工他们所处的世界。

对于经历过虐待、忽视和紊乱的依恋的病人，我们需要意识到刺激这些早期经验的风险。创伤幸存者对他们早期关系的组织结构做出反应，因为它代表了日常经验。与这一组织有关的当下体验，包括和治疗师的互动，可以承载原初创伤经历的意义。当原初创伤以当下的行动模式或体验模式强有力地表现出来时，我们可以将其理解为再度创伤。我们可以将这个过程看作是一个连续体，激活的程度从轻度到重度。如果与原初创伤的连接点有很多，并且激活程度较为强烈，那么病人更有可能再度经历早期创伤体验。仔细地倾听是指和病人同在的倾听。这个建议特别适用于以下情境：病人需要时间来准备好承受可

走出创伤：心理动力学关系创伤治疗技术

能因情感探索而浮现出来的原始和未整合的感受。

当童年早期关系模式和病人的自我感交织在一起的时候，识别它的激活可能特别具有挑战性。当早期心理组织的表现天衣无缝地与病人的体验结合在一起的时候，很难将其作为情感触发点识别出来。在"倾听再现"那一章中，我们举例说明了早期组织模式的再现。我们谈到了苏珊在青少年时期是如何发展出这样的想法：暴食可以对抗父亲的控制，并获得自由和解脱。这一童年策略既赋予了她力量，同时也因她和自己建立连接而惩罚了自己。这种策略对任何企图控制她的人（包括她自己和治疗师）都大声骂了一句："去你的！"

苏珊在治疗中需要治疗师帮助她对小时候的自己发展出更多的同情，年幼的她试图在满足照顾自己的欲望中平衡各种冲突力量。逐渐地，她发展出更多的能力反思自己的体验并且进行自我调节，特别是当旧有的感受、恐惧和信念又开始浮现的时候。在无数次与这些感受的相遇中，苏珊勇敢地面对了那些令人畏惧的冲动，一点一滴地学习如何与身体承载的经验友好相处。她意识到需要与自己携手工作，而不是评判自己。帮助苏珊意识到她什么时候在惩罚自己，并且从惩罚中得到了什么，是很关键的。苏珊有无数的方法，把自己置于被触发的悬崖边上，然后掉入自我惩罚的冲动中去，所以治疗的一个核心部分就是努力在这个过程中确保她的安全，而暴食只是苏珊所有问题浮现出来的冰山一角罢了。当苏珊做了下面的这个梦时，我意识到我们已经到了一个转折点：

我正开车驶过一座桥，桥下是巨大的裂谷。我的车穿过了
护栏，向几千英尺（1 英尺＝30.48 厘米）深的谷底跌落。好吧，
我想，就这样了。我猜我的时间到了。我迎接我的死亡。这些念
头刚闪过，我的车瞬间就变成了飞机，飞了起来，我活了下来。

在苏珊的梦中，我们看到，她已准备好穿越生命的护栏，
将自己坠入深渊。这显然是个问题，证据就是她坠落谷底的心
理意象。但是我们也看到，她还有愿意掌控自己生活的部分。
在梦中拥抱自己的死亡是她接受自己的方式，而这让她得以飞
翔。她对自我的接纳将死亡的必然性转化为在不幸中掌控自己
的力量。苏珊历经数年，饱受恐惧和现实的折磨，才在梦境中
把自己的惩罚性和破坏性的冲动清晰地表达出来，并且接受了
它们，从而将其转化。

在这个例子中，我们对病人内心体验富有同情心的倾听，
使她能够更多地反思与自己的关系，并最终帮她实现想要驾驭
自己生活的愿望。她内在有一个促使自己暴食的冲动，同时她
还想与完整的自己建立连接，想以更有意识、平衡和健康的方
式进食，而识别她的情感触发点会帮助她平衡这两个部分。这
种以更体贴和更健康的方式进食的实际行动，体现出一种不断
变化的内在平衡，而这种平衡正在推动她的体验。

有时，需要通过逐步呈现对病人来说有意义的模式，来识别情感触发点。为了能最有效地呈现这种模式，需要在治疗关系中识别和检查该模式，并将其与病人和自己及治疗相关人员之外的他人的关系连接起来。

在成长过程中，詹宁（Jeannine）逐渐意识到母亲把自己当作舅舅看待，母亲对舅舅充满了强烈的竞争感和怨恨。作为一个小女孩，詹宁感受到来自母亲的贬低和嫌弃，日复一日地承受着母亲充满敌意的比较。"你和你的查理舅舅一个样。"母亲会如此轻蔑地说詹宁。詹宁对这些经历的联想还包括：她感受到真实的自己并不被父母倾听、记住和重视。在当下的生活里，如果她感觉到被丈夫、同事和移情关系中的我冷落和忽视，她的暴怒和伤痛就很容易被触发。取决于她感受到的受轻视的强烈程度，詹宁的情感触发有很多种表现。通常，她与治疗师一起时可以保持和治疗师的连接，然而面询结束后，那些被抛弃和无人关心的幻想就会浮出水面，充满愤怒的伤口令她采用儿童时期的解决方案来处理当下的问题——某种方式的走开，通常表现为这样的想法：我受够了！她先后辞去了几份工作，离过两次婚，与几个老友切断友谊，也和我数次中断治疗。

在最近的一次治疗中，我共情于她不断受困于（和母亲、丈夫以及工作的）绝望及切断连接的模式中，她意识到这点，然后告诉我，其实她在这次治疗中就有立刻结束的冲动。这是迈向整合的一步。我让她再多说说这个部分，她先是沉默，然后带着犹豫，对我说她感觉到我和她太靠近，我对她的绝望感的理解已经超出了她自己的承受能力。"我无法忍受那种你在乎我的感觉！……我猜如果我先结束这些，我就不用担心自己被抛弃了。"她承认道。詹宁被困在了早期防御的再现中——太亲密也就太危险，危险到无法忍受。对詹宁来说，切断和他人的连接以及自己对亲密的渴望是更安全的，因为这意味着她自己就不是那个被世界切断连接和抛弃的人。通过这个一生中重复多次的行动，詹宁认同了母亲对其他人（舅舅和詹宁）的轻视，并通过先主动切断和其他人的连接来保证自己的安全，毕竟她是那个控制切断行为的人。在詹宁的自我还没有因为再度创伤而能力受限的状态下，对这个想法进行探索深化了她对这个问题的理解，并看到自己在和他人的复杂互动中"扮演"的角色。

识别情感触发点的工作注定是缓慢而复杂的。它需要无数次的重复，以帮助病人改变自动被激活的神经网络。只有当我们感知到创伤被触发了之后，才能着手改变创伤与当下的关系。

# 第十七章

# 发展叙事

与病人合作发展出一种叙事，将过去与现在连接起来，看清楚病人习得的保护自己免受痛苦的多种方式，是疗愈童年不幸和创伤的关键部分。这种叙事必须对病人有意义。叙事将信息的碎片拼凑在一起，帮助病人理解为什么他们会发展出与自己和他人的特殊连接模式，以及为什么某些特定的体验会产生如此强烈的感受。也要必须帮助病人理解其在生命早期建立的防御过程，因为这些连接模式已经被建构为发展中的心理的一部分。在治疗中，我们通过专注地倾听病人的梦境、感受、幻想、再现以及移情反应来接近防御过程。我们要记得，在我们发展叙事时，这些防御过程在儿童具备自我意识或者情感控制能力之前就产生了。这些防御过程经常涉及分裂或二元对立的思维，具有儿童的特质。这些策略被用来应对无法逃避的、具有淹没性情感的情境，因此它们对于病人保持良好感受至关重要。理解这些防御具有自动性，以及病人对它们的依赖，可以帮助病人理解为什么改变是如此艰难。当病人努力改变他们的关系模式时，很容易触发自责情绪，而充满同情地理解病人作为一个弱小儿童时就要面对困境，会帮助病人减轻自我责备。

当我们发展叙事时，我们必须牢记，旨在改变当前根深蒂固的防御机制的治疗过程，可能会触及病人过去挣扎纠结的有类似组织结构的问题。例如：当唐娜想要改变自己的信念，即男友将会离她而去（就像她的母亲有了弟弟之后对她做的那样），她所面对的复杂性和困难可能会激发她在幼儿时体验到的无助感和绝望感，这些感受会再次出现。这些在治疗过程中再现是有用的，因为它们以行动向我们揭示出一些重要的内容，而这些内容是病人无法以图像或者意识层面的记忆回忆起来的。如果能发展出一种将过去与当下的体验连接起来的叙事，就会使病人理解将这些体验连接起来的潜意识幻想，并与之发展出距离。没有这些叙事性的理解，病人常常会错误地把绝望、恐惧和紧迫感的早期记忆当作是此刻正在发生的事情。例如：唐娜有时会被情感信念绑架，坚信她的男朋友真的就要离开她。

在治疗互动层面上，经常出现的情况是，病人和治疗师在致力于改变童年策略时，势必会遭遇阻抗，于是病人早期经验中淹没性的无助感和绝望感就被激发了。病人在早期经验中体验到的无助感，和当下致力于改变其潜意识自动化防御时体会到的困难，这两者有相似之处 —— 它们共享一种内在结构，即苦苦挣扎以获得难以企及的结果。但不同之处在于，在早期情境中，儿童的确经常是无助的，而改变一个人对旧有防御的回应虽然艰难，却是可以达成的。这需要毅力、时间和内心的挣扎，但是改变我们与情感激活的关系仍是可能的。当我们就这个艰巨的任务与病人一起工作时，我们需要了解这个任务本身也是有激发性的。治疗任务的难度会激发病人的羞耻感、内疚或者其他幻想，比如不能如愿地尽可能多地完成任务，或者完成速度不如人意。了解治疗可能触发病人早期创伤经验的方式，将有助于我们进一步发展叙事。我们可以通过探索和检视病人如何在呈现的治疗困境中与自己建立连接，来获得对这些方式的了解。

帮助病人识别、理解自己当时为了保护自己而需要那么做，并对自己产生同情心，是与所有病人共同协作的关键。病人如何与发展出这些策略的那部分自己建立连接尤为重要。对那个小女孩能够做些什么来保护自己，并满足自己的需要，治疗师要培养出同情心，甚至是欣赏，这是疗愈过程的关键。儿童会使用他们仅有的资源：自己的身体及其与自我和他人的关系。有一些孩子可能会学习到保持沉默和微笑有助于获得他们需要的爱；另外一些孩子则发现，通过自责获得的内在掌控感会帮助他们扭转局面，从被动无助的状态进入到主动控制的状态；还有一些孩子会发现，不良行为会帮助他们得到自己渴望的情感连接，而且别无他途。如此种种，无穷无尽。

　　与原初创伤具有相似性的情境不可避免地会激发起病人的原初创伤。因相似性而激活基于情感的恐惧、回忆和幻想，这种被触发的倾向是我们早期在与世界的互动中发展出来的心理框架的一部分。治疗是大脑回路重建的过程，改变我们与情感触发点的关系，尤其是我们在治疗经历过复杂发展性创伤或童年不幸事件的病人时，其过程更是如此。尽管我们无法改变经历过创伤这个事实，而且这个事实有着深远的影响，但是我们能够改变被相似情境激发出的感受的意义。我们能够改变与意义的关系。

　　恐惧症的治疗一直在使用这个方法。病人会被教导将他们的身体体验（出汗、心跳加速、焦虑、头晕）理解为对恐惧刺激的生理反应。通过练习、放松和集中注意力，他们了解到这些反应最终都会缓和下来。如果登上飞机，他们不会再像以前一样觉得自己会晕过去，而是学着将自己的体验重新解读为身体被恐惧的反应激活了。他们学着去承受身体的不舒适感。创伤也会激活我们的恐惧系统，尽管同单纯的恐惧症相比，创伤唤起的意义更为复杂，而且在体验上也更令人恐惧。此外，很多意义和某些恐惧并没有被意识化。因此，想要改变我们与创伤激发出来的感受的关系，就需要学着去理解和忍受那些无法忍受的东西。这包括整合自我的很多方面，有愿望、恐惧、幻想、防御和想法。所有的这些过程都需要时间，因此需要合作双方的耐心。和病人发展出叙事性的理解（究竟发生了什么；他们如何与自己和他人建立关系，以应对他们早期生活中的情感问题）会促进整合。

霍普（Hope）来进行治疗时说："我做了几个梦。"她接着说："我参加一个聚会，或是会议，这个场景在梦里经常出现。在梦里，我正和一个女性朋友讨论去化妆品柜台，让他们告诉我什么适合我。但是我意识到自己其实知道化妆品的相关知识，我知道什么对我是合适的。其实更重要的是我和女性朋友的关系。

"然后我在上课，那是一堂法语课，而且我父亲来探望，就坐在教室后面。法语是我学得最好的科目，但是我有很长时间没去上课了。老师说她已经几周没收到我的家庭作业了。我自己倒不以为然——我知道这些事，而且我还知道自己其实交了一些家庭作业。但是老师对我很严厉，她很不高兴又很苛刻，告诉我我有多糟糕。梦就这样结束了。"

她接着说："我立刻联想到几周前参加的一个女性小组，在那个小组里我感到非常难堪。"这是她在休假两周之后的第一次治疗。带着极为不舒服的感觉，霍普继续描述她在小组结束后如何走到两个人面前，并热情地让她们知道她重视她们的意见，她觉得自己有责任对任何表扬或称赞她的人表示感激。这些女人没有断然拒绝她，但也没有像她那样"过分热情地"回应。霍普从她们的回应中感觉不到自己的话受到了重视。她感到被羞辱，无比难堪，并认定这些女人不希望和她有任何关系，她们认为她"糟糕"。小组结束后，她的状态很差。

"有意思，"我回应她，"虽然那些女人没有把你推开，但是因为她们没有按照你希望的方式回应你，你会觉得被羞辱，就好像你做了一些糟糕的事情。"

霍普说这个情境让她想到我们上一次治疗，也就是3周以前。在那次治疗中，她（霍普也是治疗师）一直抱怨自己的病人对她来说是痛苦的负担，然后她加了一句，说也许我对自己的工作也有同样的感觉。当我回应说我对自己的工作并没有那样的感受时，她说她立刻有两种感受。第一，她觉得非常释怀，因为我没有把她看作是一个痛苦的负担。第二，我说的是"好的"治疗师没有她的这种感觉（把自己的病人看作某种负累）。这种隐蔽的比较很明显，和我不同，她不属于"好的"治疗师。我回答说，如果觉得一个好的治疗师从来不曾感到有负担，那一定很辛苦，因为为了感觉像一个好的治疗师，永远都要觉得自己不应该感到负累。霍普哭着说："不是的，因为我需要你照顾我。我立即能做的就是弥补我的过失，从而重新让自己感觉好些。"她强调了"弥补"这个词，指出前面提到的化妆柜台也涉及这个词。（原文为 makeup 和 MAKE UP，在英文中，makeup 有化妆品之意，make up 既有化妆之意，也有补足之意 ——译者注。）

霍普将我对她的理解从我觉得有负累转移到她认为自己是糟糕的这个信念上来，而这个信念对她的情感至关重要。而且，我能够放下我有负累的假设去跟随她情感的引领。霍普认为自己糟糕的信念在此刻非常强烈。她需要感受到自己糟糕，这样我才能照顾她。发展出这样的能力会有所帮助——更多地与自己的感受共处，同时与感受保持距离。我问霍普是否可以从羞辱中离开一步，允许自己不带评判地拥有这种感受。这时她父亲的形象浮现在我的脑海中，我记得她父亲对她来说通常是一个有爱的内在形象，所以我问她是否能想象她的父亲可以理解她在梦中的情境。梦境和治疗此刻交汇在一起，发出了回声。霍普抽泣着回答："我父亲完全理解。他一点都没有生气。他真的理解我！""那么你现在的感受的核心是什么呢？"我问她。霍普呜咽着，用手捂住脸。然后她一边哭，一边说："我记得我爬上他的膝头。他穿了一件背心，背心的后面是丝绸的，我用手摸着来体会那感觉。我哭的时候会靠在他身上。我从没有在其他人那里得到过安慰，只有父亲，母亲那没有，祖母那也不行。"

在霍普平静下来之后，我说："你有一个让自己感受到被羞辱的冲动，而这个冲动和另外一种需要纠缠在一起——你要来到一个地方，被爱你的人安抚。它是一个凭直觉获得你需要的办法，虽然糟糕的感觉也不得不成为其中一部分。"


探索霍普的梦境和我们之间的治疗关系，令我们更好地理解到她觉得自己糟糕的感觉其实无处不在。然后我们理解了霍普需要感觉糟糕，这样才能爬上父亲的膝头，才能在过去获得父亲的安慰，而当下则是为了获得我的安慰。她对感觉糟糕这件事投入了很多情感。矛盾的是，它也确实帮助她感觉好一些。在理智层面改变她的认知（比如聚焦于她的糟糕是真的还是假的）将不会解决核心问题，因为基本的动力就是她需要感觉糟糕，这样才能获得他人的关爱。没有这个动力，霍普会感到孤独、沮丧并且和他人失去连接。梦境向我们展示出一种再现：霍普潜意识地将感觉糟糕作为一种和所爱之人建立连接的方式。这种再现存在于我和她的治疗关系中，也存在于她与他人及与自己的关系中。

理解这种再现，并对那个小女孩抱有同情心——她不得不发展出和自己如此连接的方式，去应对成长过程中体验到的情感连接的匮乏，这样的理解和同情让霍普发展出一种不同的视角，去理解为何自己糟糕的感觉在生活中如此普遍。

发展出一种叙事，承认作为一个孩子确实有必要发展出防御，即便那些防御在今天成为问题（无论他们多么的依赖防御），同时培养对分裂出来的保护性自我的同情心，这些都是使病人从创伤中恢复的重要方面。

治疗师面临着一项艰巨的任务：陪伴病人穿越风暴甚至飓风，并利用暴风雨前后的平静作为成长的机会。这让我想起了派因（1993）的建议：趁"凉"打铁。本质上说，这个建议的意思是利用情感触发之前和之后的时间，将其作为发展洞察力和整合的机会。这可不是一件容易的任务。在剧变中工作的强度可能很大，尤其是当移情性幻想恰恰位于风暴中心的时候。而我们可以使用阻抗当向导，因为阻抗直接指向需要被揭示的恐惧和幻想。

改变过程的关键是培养病人自我观察的能力，这是一种能够旁观并反思内在经验的能力。观察性自我是自我的一部分，它能够往后退一步，并允许自我的其他方面（通常是消极甚至是可怕的）作为有价值、被尊重的部分参与到治疗性对话中来。这是一项复杂的任务，无法轻松或迅速地完成。从本质上讲，我们说的是认可心理内在自我的各个方面，并鼓励那些通常被切断连接的自我发声表达。

从治疗的角度讲，让病人真正表达出那些尚未整合的自我部分是很有价值的。当病人开始表达与自我断开连接的那部分自我（跟踪尾随他们的杀手、对爱敞开心扉的极大恐惧、不希望自己被看见）时，他们就能用一种更为整合的方式，看到这些恐惧和幻想，并且与之互动。

改变我们与创伤的关系，其过程并不仅是简单地于认知层面再定义我们看待创伤的方式。创伤的核心是由大脑驱动的强烈的情感激活。它不是心理训练或者重建认知能够解决的问题。不断确认自己是一个不错的人也无济于事，比如霍普，她需要体验自己很糟糕的感觉。相反，改变需要我们怀揣勇气与关怀参与到和自我的深度情感连接中来。如果没有这种基于情感的参与，以及一小步、一小步地克服障碍和依恋，改变将难以达成。

# 第十八章
# 采取有效行动

　　帮助病人通过情感激活的程度来识别体验，并发展出一种将过去与当下连接起来的同情叙事，这是非常重要的，但想要从发展性创伤中恢复则需要做更多。在任何一种心理变化的过程中，采取有效行动都是一个必不可少的因素。这是从复杂发展性创伤中疗愈的关键。为了重塑尚未被优化的大脑神经回路，以适应病人现在努力连接的方式，就必须采取新的、不同的行动。如果病人没有将有效行动作为他改变策略的一部分，那么疗愈过程的有效性将大打折扣。

　　当行动服务于个体整合的意识核心，即自我中心时，行动就是有效的。有效的行动会赋予病人力量。它可以抵消位于创伤核心位置的无助感。情感的进化为我们提供了一条基于身体的捷径来启动程序，满足我们的需求：情感让我们做好准备，并迅速采取行动。这些基于情感的行动使我们免于花更多的时间去深思熟虑。在很多情境中，这种心理组织帮助我们接近想要的东西，或者帮我们远离危险，甚至可以救命。但是不恰当的早期情感唤起模式被当下的相关物激发之后，基于情感的行动也会让我们陷入麻烦。我们会深刻地体验到早期创伤体验的再度激活，它通常会伴随着不可动摇的信念，表明右脑已经占据了主导地位。强烈的情感信念可能是整合的心理功能被削弱或者被销蚀的信号。

回避是人们在经历创伤体验时经常采用的策略，但必须谨慎评估回避行为，以确保它依然服务于当下。如果病人把回避的策略发展为与人建立连接的首要模式，那么回避就会产生问题。回避那些让自己想起创伤体验的情境并不是有效且首选的方法，回避令恐惧处于主导地位，它强化了这样一种观点：我们恐惧的东西在客观上对我们也是有威胁的，而且我们唯一能够照顾自己的办法就是逃跑。然而，有效行动则不同，它来自于对病人的整体自我意识进行的集中、平衡的评估。在治疗中鼓励这种行动可以很简单，比如让病人选择坐在哪里或者讲什么；也可以很复杂，比如通过识别病人的愿望，确定他想要做的事情。能够赋予病人力量的东西或方式因人而异。治疗师需要了解，在任何可能的时候帮助病人掌控自己的生活都具有修复性。当我们真正相信病人采取的行动或使用的方法大部分来自他们的内心时，我们就会去协助他们。

在心理动力治疗中，我们和病人采取的很多行动都是心理内部的行动。很多时候，从外部根本观察不到。例如，这些行动有病人要求自己调节自我批判的声音；冒险告诉治疗师他们真正在想什么；选择花一些时间去反思，想想内心究竟发生着什么；抵抗要求完美或者立刻满足的冲动。有效行动通常包括经过深思熟虑后，决定将扎根于早期防御的冲动区分出来。这可能是相当困难的，特别是右脑主控的体验经常伴随着强烈的情感信念。有的时候，当一些信念带来的感受或者一些紧迫感不是来自中心位置时，病人可以学着将它们作为线索。尽管无法轻易观察到，但这些都是重要的行动，关系着病人改变和自己连接的方式。

心理内部行动的力量是强大的，因为它们提供给病人大量机会去改变关系模式。每当病人提醒自己，在与自我的关系中建立惩罚模式是没有帮助的，他们就是在发展自己的自我观察能力，并致力于整合。当病人注意到某种感受承载着一种急迫感或绝望感，然而他并没有采取行动时，他就在采取有效的行动，去放慢整个过程，而这个有效行动会遏制或者将情感绑架的力量降至最低。当病人选择告诉治疗师某个想法或者幻想，而违背了另一个自己想要推开这个想法或幻想的意愿时，她就在采取有效的行动。对于那些处于情感激活连续体高端位置的病人，他们经历过创伤，采取的有效行动经常意味着这些行动是当初他们遭遇创伤情境时，无法做出的行动。不得不保持沉默、不予以反击、掩藏真相、假装、对自己或他人撒谎，这些都是与童年创伤经历相关的不可避免的体验。在整合性自我的支持下，允许自己以先前禁止的存在方式生活，具有修复性。经常，我们通过病人的梦境来注意到这些内在行动的重要性。

梦境蕴含着丰富的潜在意象和病人心理组织结构的发展痕迹。前文中提到过我的病人苏珊，她的父亲对她多有指责，而且要求严苛。为了让自己的童年日子好过些，苏珊发展出数种防御来保护自己。其中最主要的就是与自己于深处切断连接，尤其是和她的感受与欲望切断连接。苏珊把自己变成了隐形人，以至于她自己和世界都看不见她。苏珊在八个月的治疗过程中，一直保持双臂交叉放在胸口的姿态，用身体表达她拒绝向内探索的防御。然而，在那段时间之后，当我们开始识别和探索她的感受时，她做了下面的梦：

我开车前往位于乡下的父母家。我行驶到了车道顶端，那是在晚上，非常黑。顺着长长的车道，我看向下面的家。屋里亮着灯，周围却一片漆黑。我俯视着那座房子，心中充满了恐惧，那是一种我从没体验过的恐惧。（想到剧烈的恐惧，苏珊深吸了一口气。）我被恐惧淹没了，我觉得我不能去那儿。危险开始逼近。我不得不离开，我掉过头，远离那座房子。我来到了一条小路上，这条路通往山顶的树林。就在那儿我看到一只长颈鹿。

"一只长颈鹿？"我问。我觉得这很有趣。"提到长颈鹿，你会想到什么？"起初，苏珊的大脑一片空白，然后，仿佛晨曦微露，她想起了一些事情：

当我还是个孩子的时候，我的祖母给了我一本书，那是一本定制的书，里面讲的故事全都是关于一只叫苏珊的长颈鹿的。每一页都是为我定制的故事。都是关于我的！我以为我在家里是隐形的，但是在那本书里，我是中心！整本书都是关于我的！而且我还可以告诉你一些其他的事情……离开家的时候，我没带很多东西。但是我带了那本书，直到现在它还在我的公寓里。

被认可、被看见，是苏珊生命中最重要的渴望，尽管这也让她极度恐惧。从她的梦中，我们可以看到，她的家里潜伏着某种可怕的危险，这仿佛是她童年的象征。这是第一次，苏珊允许自己真实地感受到其恐惧的强烈程度，正是这份强烈的恐惧促使她当年做出选择。俯视着被黑暗笼罩的童年的家，象征性地表达了这段时期她和自己连接的方式：黑暗（无法看清楚发生了什么），与恐惧之外的感受切断联系；丧失了自我，不知道自己是谁，也不知道自己想要什么。

她对于走向童年的家的恐惧有几个方面。这揭示出她对童年时期以及原生家庭的某种东西的强烈恐惧。但是这也使我们

　　　　　　走出创伤：心理动力学关系创伤治疗技术

注意到，她对自己内心童年的家的强烈恐惧，在那里她发展出应对自己早期现实情感生活的策略。苏珊不断强调笼罩房子的黑暗（那是在晚上，非常黑；房子周围一片漆黑），表达了她的这种感受与童年相关——童年有很多、甚至更多的未知，以至于黑暗中的东西令她恐惧。但是我们在梦中还看到了另外一些东西：她已经说出了她恐惧的来源，但是选择不去那里。回避，而非直面恐惧，在这个选择中表现了出来。我们也看到苏珊采取了有效的行动：她转过头，去了另外一条路，走进自然里（苏珊一直热爱自然）——她走上了一条通往树林的路。她说那是一条上坡路，攀爬艰难，花费力气。在那儿，她找到了一个关于被看见的故事，一个独一无二的、只属于她的故事。

这个梦的结构用丰富和唤起回忆的意象向我们展示出苏珊挣扎中的冲突，以及她选择的道路。苏珊知道童年生活潜伏着危险，于是决定选择一条不同的道路——一条将她引向独特自我的道路。梦境让我们看到苏珊头脑中各种力量的组织，它告诉我们她当下的冲突：是要保持她童年期发展出来的使自己不被看见的防御，还是想要成长并与自己再度建立连接，允许自己被我、被她自己和其他人看见。

在梦里，回到童年的家触发了苏珊的恐惧，特别是回去还意味着让她看见和理解童年究竟发生了什么，以及她是如何在危险中保护自己的。在梦中，走向被看见并且远离童年策略的有效行动令她找到了独有的自我。苏珊不需要她的治疗师指导她的行动。她的有效行动在梦中呈现出来，所有人都看得到。但是她的确需要我看到她行动的有效性及其恐惧的强烈程度。她需要被我看到。

作为孩子，我们无力改变面对的情境（酗酒的父亲，爱的丧失，忽视孩子的母亲，欺凌我们的同胞，失去所爱之人，等等），我们无法控制痛苦的根源，需要忍受的也不是短暂片刻，而是经年累月。但是即使作为孩子，我们仍旧会竭尽全力改善我们的处境。由于我们太过幼小，心智和身体资源都很有限，我们采取的行动，虽然随着时间发展成自动化的行动，在现在却经常是无效的。我们做了所有能做的事情，让自己感觉好些。我们采取的行动，在某种本质上，对我们是有效的，即使也给我们带来了痛苦。我们作为孩子的时候努力照顾自己，而当下有效的行动令我们记住并珍视这种努力。改变也包括培养我们关爱自己。这种带着关爱与自己建立连接的方式抵消了我们儿童时发展出来的策略，而这些策略会把我们引向内疚、羞耻、惩罚、攻击性或者其他并不理想的关系模式。尽管我们为童年期保留下来的方法付出了很多代价，但是对它们抱有感谢会帮助我们与当下积极主动的自我建立连接，并在必要时使自己摆脱早期的恐惧、根深蒂固的习惯和期望。


珍妮经历了强度很大的一次治疗，她谈到自己的绝望，还有不想活下去的感受，在那之后，她的头脑变得清晰起来。她不再屈从于想要解离的冲动——看电视或者刷手机，她开始渴望钻研专业写作和研究。逐渐地，她开始感觉好些了。几周之后当我们再次交谈时，她比之前很长的一段时间开心多了。

"我发现我喜欢论文，不喜欢人。"她半开玩笑地说，"我真的很喜欢思考理论和写作。这是更好的解离方式！"

我回应她说我可以很清楚地看见她感觉好多了，"你已经找到了一种方法，把你和已经切断的那部分自己再次连接起来。"珍妮说她意识到自己之所以嫁给丈夫，其中一个原因就是他也热爱写作，这个发现让她觉得和丈夫之间有连接，而且很有意思。

珍妮能够与我充分地分享她深深的绝望，这是她能够采取有效行动，从她童年绝望中走出来的部分原因。尽管切断连接仍旧是她功能的重要部分，珍妮还是找到了一个对她来说更好的方式。珍妮的问题并没有如魔法般立刻得到解决，但是在后面的几次治疗中，她能够与自己的内在生活有更深入的连接。珍妮能够开放地和我讨论自己的迟到，这让我们把迟到和她觉得我靠得太近的感受连接起来，这些感受引发了终止治疗的幻想。于是我们看到，珍妮一方面通过迟到再现了她想要切断与我、与她的成长、与她自己连接的冲动，另一方面她也采取了有效的行动——和我讨论她的感受。

珍妮更新版的童年策略依旧包括断开连接，但自相矛盾的是，在切断连接的同时，她也与自己、丈夫和我保持着连接。在接下来的治疗中，珍妮能够探索她所说的问题的核心：和自己建立连接并爱自己。她每天都在做这件事。珍妮仍然有想要切断连接的冲动，但是她想要用一种有爱的方式和自己相处，再加上她每天所做的努力，这使她能够从更为整合的内在空间缓和那些冲动。

我们无法定义有效行动的范畴。病人采用的任何用以巩固他们在治疗中所做的心理重组的行动，都是有效行动。但是我们不能期待有效行动没有冲突。一定要去探索和理解采取有效行动对病人而言的内在意义。这种内在意义可能与阻碍治疗进展的幻想和感受有关。在探索过程中，我们通常会发现病人对于是否需要采取有效行动的反应充满矛盾。

与治疗过程相关的移情性幻想活动，总是和阻碍治疗发展的障碍有关。无可避免地，这些移情性幻想组织了病人关于治疗师的愿望和恐惧，并在治疗过程中再现出来。病人幻想治疗师可以给他们想要和需要的东西是很常见的。采取有效行动的愿望来自治疗师而非病人，这对双方都很有吸引力。反移情的压力会让治疗师顺从病人的愿望，将这些愿望付诸行动，而不是去探索病人的愿望，这会使病人久久不能在走向新生活和坚持过去中做出抉择。在幻想中，病人会认为，如果采取有效行动是自己主动的行为，而不是治疗师给予的建议，就是不被爱的表现。主动采取行动就等同于承认自己失败、不够好或者不够惹人喜爱。如此，抑制自己主动采取行动也就顺理成章。如果主动采取行动意味着接受自己不被重视，那么倾听内在声音就变得更为复杂。当病人能够刺激或者满足自己遗失很久的被照顾的愿望，或者让治疗师以其他方式参与其中，那么伴随采取有效行动而来的问题就会出现，比如病人感受到消极或困惑。在这些情况下，与移情中的幻想和期待一起工作就变得极为重要。识别和探索在采取有效行动中遇到的障碍，可以深化治疗。

有效行动必须来自于病人，不能由治疗师指导。只有病人才能知道什么行动对他们来说是有效的，而且只有在事后他们才能真正了解到这一点。当他们引领过程时，他们就重新获得了控制感。这也是为什么和病人关注并观察过程，是治疗的关键。我们帮助病人注意到一些东西，使他们能够积极地把事情的方方面面连接起来。下面的片段展示出整个过程是多么微妙。我将继续讲述玛莎的治疗过程，在前面关于反思感受、意义、组织的章节中，我提到过她，下面我就来讲一下关于采取有效行动的那部分。


玛莎通过打电话来接受治疗，因为她身体虚弱，受过很多伤，多年来一直坐在轮椅上。她的丈夫比她大 20 岁，并患上了阿尔茨海默病。由于玛莎的继子不在他们住的地区生活，所以对丈夫的所有健康护理责任都落在了玛莎的肩上。尽管身体虚弱，玛莎却是一个非常能干的专业人士。她已经照顾丈夫很多年了，她聪明、富有同情心、有能力，也因此做了很多医疗决定。然而，今天她打电话来接受治疗时，整个人都处在惊恐之中。丈夫的心智功能不断下降，他无法再与她一起做重要的健康决定了。"从现在起，我就要完全为他负责了，而且事关生死！如果我做了错误的决定，他会死的！这事关生死！我太焦虑了，我不知道该怎么办。这种感受会要了我的命，然后就独自剩他一个人了……我现在很孤独。我感觉自己独自待在一个遥远的星球上，而离我最近的那个人也远在千里之外。我现在只是一副躯壳！"

尽管我在聚精会神地倾听她的诉说，而且充满关心，但是她情感触发的力量太强大了，使她无法感受到我与她同在。在她的情境里，她在情感上感受到丧失、被抛弃、无望和无助。玛莎的情况发生了变化。她告诉我，自己之前处理丈夫的健康问题处理得很好，焦虑也处在适度的范围，但是现在她的情感激动到了极点。玛莎身在另一个星球，她的情感被触发了，右脑主控的情感激活已经控制了她的体验，她的自我调节能力则被削弱了。到这里，我们遇到了一个治疗挑战。一方面，我们想要尊重病人的体验，和她保持一致，但又不能过度认同病人的体验（在玛莎的案例中，这个体验是她的惊恐）。病人需要支持来体验他们可能多年来一直否认的感受。另一方面，我们知道玛莎的情感被触发了，如果可以的话，我们想要帮助她回到一个触发程度没那么强烈、更为整合的内在状态。（有时候，这一方面不在我们的考虑范围内，我们需要安然度过情感风暴，直到出现转机。）平衡这些顾虑是困难的，因为在我们遇到的每一个情境中，都没有什么硬性规定来帮助我们做出选择。

治疗师需要使用所有倾听自己和他人的方式。这需要治疗师与病人的历史、之前的治疗、内心冲突以及治疗师自己拉扯纠结的反移情建立连接。这通常很难定夺。目前，对于玛莎的治疗目标，我认为应该是帮助她恢复到一个更稳定的状态，使她能够发挥整合功能，而不是被束缚于情感的唤醒。识别情感触发点，并发展出叙事对于帮助玛莎回到更为整合的状态是至关重要的，当玛莎处于更为整合的状态时，她就有可能去调节威胁到自己稳定感的情感唤醒。如果我们听从了派因（1993）趁"凉"打铁的建议，那要做的第一件事就是帮助她降低情感激活的强烈程度。

我们该怎么做呢？让我先谈谈我不会做的事情。我不会过度共情于她的惊恐，不会去喂养滋生她无望和无助感的怪兽。她已经让这些感受和幻想主导了自己的体验。我确实想要让"热铁"变凉，帮助她从一个更为整合的状态去感知正在发生的事情，而不是从一个更为早期的、受情感控制的角度去感知。我也想帮助她识别触发点，即唤起主宰她体验的情感的刺激因素。我是如何做的呢？我选择问她，她现在做医疗决定时体验到的焦虑和她以前做决定时没有体验到过度的焦虑，有什么区别。这次干预不是我设计的，我只是跟随了病人。治疗中，玛莎在描述自己的体验时提到了这一点。我所做的是将她已经观察到的东西连接起来，而这些早已在她体验的背景中了。但是我的提问帮助她将观察成果带到关注的中心位置。

认真对待病人说的话，让他们进一步详谈，是一个很小却经常使用的治疗行动。玛莎自己并没有反思自己观察到的东西，她在惊恐状态中开始治疗的行为很清楚地说明了这一点。所以，在治疗过程中，她需要我让她去反思，并采取行动。要求她检视自己的内在过程，反思是什么导致了她的惊恐，会让她的观察自我，也就是大脑的另一个部分参与进来。玛莎回应说："是孤独！他以前和我一起。现在他走了，我完全是一个人了！我要完全负责。没有人能帮我。我感觉自己独自待在另外一个星球上！"

她的这个反思是一小步，却是非常重要的一步。这一小步很有力量，而且充满机会。玛莎依旧处于情感激活的状态。除此之外，她也在思考是什么唤醒了她的情感。这就是进步，这就是成长需要的那种微小的进步。玛莎的反思让她不再去想自己无法控制的事情（她丈夫日益严重的病症），而是去想她能够控制的事情：她与令人恐惧的孤独感的关系，而正是这种令人恐惧的孤独感激活了她童年的感受、记忆，刺激了她的再现行为。

我回应说："所以，让你进入这种超级焦虑状态的是强烈的孤立感、孤独感，就像你小时候和母亲在一起时的感受。"

我之所以能把干预的最后一部分加进来，是因为这是我和玛莎一直探索的内容。在这里，我建构了一个叙事连接，将玛莎被唤醒的强烈情感与她是一个孩子时母亲与她切断连接的恐惧感连接在一起。这个观察并没有魔法般转化玛莎的体验。事实上，一开始她又回到了恐惧的状态，再次指出她现在的处境真的是事关生死。但是当我们探索她情感唤醒的核心时，当我们像朋友一样对待她小时候的感受时，她感觉到了连接。她能够想象当她的母亲对她发脾气，或者用沉默惩罚她的时候，那种感受一定是生死攸关的。玛莎恢复了更多的自我观察功能，她的惊恐也随之平息了。她采取了有效行动，让自己站在一定距离外来观察自己的体验。

玛莎在治疗中采取了有效行动，允许自己从一个身处危险、被吓坏了的孩子中分离出来。实施心理内部行动非常艰难，可能需要数月，甚至数年的工作。这个过程需要采取很多微小的步骤，以探索触发因素和理解使用的防御，并检视病人在维持不良适应行为方面的投入。尽管在内部采取有效行动的方式在治疗中最为常见，但我们也不能忽视其他行动方式对病人有用的事实。有时候，有效行动包括病人在外部世界采取的行动，这些行动还可能具有多样性。无论一个人是否有创伤背景，他都可以从涉及身体运动和觉察、团队合作、瑜伽、正念、与他人互动以及反思自己的经历等疗法中获得帮助。这些方法的共同之处在于，其意图和实践根植于并巩固了完整的自我意识，以及鼓励使用自我观察功能的心态。病人采取行动，帮助自己抵抗把他们拉回早期关系模式的力量，并保持更为平衡的状态。从本质上讲，我们是在帮助病人改变他们保护自己的方式，将通过自动和潜意识的行为来保护自己的方式转化为通过有意识的慎重行为来保护自己，而后者更适合现在的他们。特别需要记住的是，这些行为有很多种形式，通常包括很多非常小的步骤。"不积跬步，无以至千里"，改变也是如此。

作为治疗师，我们接受的训练是与病人合作并探索治疗过程中出现的选择。我们倾听病人如何审视自己的选择与整合功能的关系。我们会特别关注潜意识的冲动如何出现并取代更为整合的组织。我们也倾听被回避或推开的东西。我们和病人关系的本质是合作，我们使用这种合作去探索感觉有效的选择。

我们一定要记住，有效行动是对病人有效的行动。这些行动可以是针对病人的治疗过程的一部分，也可以是他们在外部世界的行动。心理动力治疗的研究结果之一是心理动力治疗有显著的效果（Shedler，2010），这意味着它已被科学证明是有效的，而且在治疗结束后，心理动力治疗的益处会随着时间的推移而增加（Abbass et al.，2006；Anderson and Lambert，1995；de Maat et al.，2009；Leichsenring and Rabung，2008；Leichsenring et al.，2004）。学习如何在对自己有新的理解的背景下采取有效行动，是心理动力治疗的显著成果之一。

我的病人苏珊，多年来一直和切断与自己的连接的冲动做斗争，部分原因是她觉得如果有人指导她，她会感觉自己受到了照顾。她和朋友一起在炉火前享用温暖的冬日午餐。她从烤箱里拿出鸡肉馅饼，尝了一下，馅饼有点软，没有她想要的那么脆。她的第一反应是：太糟糕了，本来可以更好一点的。但随后，当她和宾客、伴侣交流时，她开始反思："我在等什么？"她问自己，"等其他人来把馅饼做得更好？"她花了点时间重新获得自己的力量，几分钟后，苏珊决定自己做这件事。她跟大家说了声抱歉，然后把馅饼重新塞回烤箱，最终她的馅饼变得和她想要的那样松脆。这是很小的一步，却是一个非常有效的行动，它表明苏珊战胜了自己之前未被质疑的假设，即她不得不忍受别人给予她的东西。苏珊的行为提高了她的个人能动性。

在和病人的合作中，我们要帮助他们更好地理解自己，并通过这个理解，做出更好的生活选择，也要为他们能在生活的任何一个部分采取有效行动而感到高兴。当我们看到病人能够同自己相处，能够通过平衡、有意识的思考去做对自己有益的事，我们就在工作中看到了改变。有效行动的本质具有突破性，可以将与自我相处的新方式同外部世界的表现结合起来，将内在治疗工作与积极参与外部现实相结合。

结婚 35 年后，芭芭拉与自己位高权重的丈夫分道扬镳。在婚姻中，芭芭拉将家庭生活优先于自己的写作事业，并抚养两个与自己甚为亲密的孩子。在她与丈夫的长期关系中，她在很多方面都依赖丈夫，她对于新境遇的不确定性以及能否靠自己的力量生活深感焦虑。她能否找到住的地方，为自己开辟新生活，处理她现在不得不承受的丧失？芭芭拉从做自己离婚的拥护者开始。她接着描述自己采取的行动，这个行动象征着她重塑自己生活的能力：

　　我在 70 岁的时候离婚了，在离婚的几个月后，我做了一件自己觉得永远不会做的事情：文身。在我成长的年代，只有骑手和水手才会文身。而我，一个上了年纪的女人，使用着正确的语法，穿着和年纪匹配的套装。我的朋友都觉得我疯了，某种意义上说他们是对的。那个时候，面对着在我看来无法忍受的孤独未来，我完全蒙了，也很害怕。

　　在这种状态中，我发现做点不符合我性格的荒唐事的想法特别吸引我。这就是为什么我在脖子上，右耳朵后面的位置文了这个图案：一轮新月拥抱着两颗星星。两颗星星代表我的儿子和女儿，他们源于我的婚姻。我把他们的象征形象刻在了我的皮肤上，几周之后，我觉得自己的丧失感减弱了。事实上，那两颗小星星每天都在提醒我，有些东西我并没有失去，而且也证明了我和他们父亲 35 年的婚姻并不是完全浪费时间。虽然那时候我并不知道，但现在我意识到，把月亮和星星永久地刻印在自己的皮肤上，标志着我决心重新塑造一种生活，一种完整的带着喜悦和目标的生活。

芭芭拉采取了一个使自己向前走的行动，这象征着她重塑生活的勇气和决心。有效行动，无论是内在行动，还是表现于外部世界的行动，总是承载着强大的意义。它们丰富的象征意义可以成为疗愈过程的实质部分。

我们的旅程到此结束了。我们借助心理动力治疗的工具——态度、技巧、关系模式——探索了一个具有挑战性的领域，并描绘出心灵的图景。在旅途中，我们看到了他人鼓舞人心的斗争，这些都是真实的人慷慨地与我们分享他们自己的发现之旅。透过他们独一无二的体验，我们更全面地了解了使治疗有效的共同特征：为病人创造一个安全港湾，让他们能够深入挖掘自己最为隐秘的秘密；这项工作的本质是合作，无法独自完成；心理动力学框架能抱持整个治疗，具有价值；将过去与现在连接起来具有必要性；当我们寻找情感触发的迹象并考虑采取有效行动时，"于细微处思考"很重要。最重要的是，我们发展出了一种能力，可以通过双方参与者的感受、幻想和行动表达的多层面交流，倾听不同层面的意义、组织和象征表达。探险之旅无与伦比，而那些选择投身于此的人，他们的生命也由此变得饱满丰盈。

# 致　谢

感谢我的病人们，允许我分享探索你们内心未知领域的旅程，没有你们的勇气与慷慨，这本书将不可能完成。感谢你们的毅力、勇气和渴望给整个探索旅程注入的活力，没有你们的帮助，我探索到的将只是内心世界的苍白幻影，对此我感激不尽。

巴塞尔·范德考克（Bessel Van der Kolk）和朱迪丝·赫尔曼（Judith Herman）阅读、点评了此书的部分内容，并提出了有用的建议，这些建议拓展了我的思维、拓宽了我的视野。感谢你们。特别感谢吉姆·莱文（Jim Levin），你的协作与远见丰富了我的作品。

还要特别感谢我亲爱的朋友海伦（Helen）和埃利奥特·阿德勒（Elliot Adler），多年以来，你们支持我发展自己的观点，给予我友情的关怀和让我的书变得更好的反馈。非常感谢埃利奥特同意我使用我们合著的书《在深处工作：分析关系的框架和灵活性》（*Working in Depth: Framework and Flexibility in the Analytic Relationship*），作为我思考的基础和检验我不断发展的想法的标准。感谢亚瑟·林奇（Arthur Lynch）、阿尼（Arnie）和阿琳·理查兹（Arlene Richards）、埃姆尔（Emel）和沙格曼·卡亚金（Sagman Kayatakin），你们耐心地阅读了本书初稿的前部分章节，并给予了真诚、重要和深刻的反馈。

感谢童俊和吴知力提供的教学机会，学生们提出的问题和意见对我观点的发展起到了重要作用，极大地提高了我阐明治疗过程核心的能力。感谢王旭，你担任我的课程翻译，让我能够与学生更好地交流。感谢吴知力多年来的专业精神、机敏和友善。他促成了这本书的中文版权，也帮助联系译者，能和他成为朋友是我的荣幸。同时感谢成立于 2013 年，现在还在进行的"珍妮特网上学习与督导小组"，特别是组织者张伟，让我有不断地组织和探索自己想法的机会。张伟对于我在中国的督导与教学工作至关重要，我已与他相识、合作多年，在我心里，他是我的挚友。

感谢这本书的译者——张伟、楚奇、牟波、牟宗珂、邹涵，你们对于翻译工作投注了专注、细致和创造力，能够与你们共事，我深感荣幸、备感开心。没有你们，就不会有这本书的中文译本。

我很荣幸在韦斯切斯特精神分析和心理治疗中心（The Westchester Center for the Study of Psychoanalysis and

Psychotherapy，缩写为 WCSPP）接受了心理分析教育。这是一个兼收并蓄的学院，在这里，我接触到了广博的思想，并最终成长为一名心理治疗师。谢谢你，WCSPP！

感谢乔纳森·谢尔德（Jonathan Shedler）、玛莎·瓦恩伯勒（Marsha Wineburgh）、露丝·格里（Ruth Greer）、钱特尔·克利夫（Chantal Clevenot）、罗伊·华莱士（Roy Wallace）、琳恩·鲁宾（Lynne Rubin）和洛蕾塔·海斯（Loretta Hayes），你们阅读了书中的部分内容，并在我写作过程中给予我鼓励。感谢马丁·伯格曼（Martin Bergman）的帮助，让我亲身体验到并坚信自由联想与在不同层面上倾听的价值和重要性。

感谢 IP Books 的团队成员：马修·巴赫（Matthew Bach）、凯茜·科瓦契奇（Kathy Kovacic）和拉里·施瓦茨（Larry Schwartz）。感谢民主与建设出版社、贰阅文化传媒（北京）有限公司，在你们的努力下，这本书得以在中国出版。我也要特别感谢西尔万·杜兰德（Sylvain Durand）。

最后，我要深情感谢乔治斯·米利特（Georges Millet），感谢你一直以来的支持，不倦地鼓励，以及对我工作的各种支持。

参考文献

Abbass, A. A., Hancock, J. T., Henderson, J., and Kisely, S. (2006). Short-term psychodynamic psychotherapies for common mental disorders. Cochrane Database of Systematic Reviews, Issue 4, Article No. CD004687. doi: 10.1002/14651858.CD004687.pub3

Abend, S. M. (1986). Countertransference, empathy and the analytic ideal: The impact of life stresses on analytic capability. *Psychoanal Q.*, 55:563–575.

Adler, E. and Bachant, J. (1998). *Working in depth: A clinician's guide to framework and flexibility in the analytic relationship.* Northvale, New Jersey and London England: Jason Aronson Inc.

Anderson, E. M. and Lambert, M. J. (1995). Short-term dynamically oriented psychotherapy: A review and meta-analysis. *Clinical Psychology Review*, 15, 503–514. doi: 10.1016/0272-7358(95)00027-M

Arlow, J. A. (1969). Unconscious fantasy and disturbances of conscious experience. *Psychoanalytic Quarterly,* 38: 1–27.

Bachant, J. and Adler, E. (1997). Transference: co-constructed or brought to the interaction? *Journal of the American Psychoanalytic Association*, 45: 1097–1120.

Beres, D. and Arlow, J. A. (1974). Fantasy and Identification in Empathy. *Psychoanal Q.,* 43: 26–50.

Borrell-Carrio, F., Suchman, A. L., and Epstein, R. M. (2004). The Biopsychosocial Model 25 Years Later: Principles, Practice, and Scientific Inquiry. *Ann. Fam. Med.*, 2(6): 576–582.doi: 10.1370/afm.245

Brenner, C. (1982). *The Mind in Conflict*. New York: International Universities Press.

Browning, M. (2019). Our Symbolic minds: What are they really? *Psychoanalytic Quarterly*, 88(1): 25–52. doi: 10.1080/00332828.2019.1556037

Busch, F. (2014). *Creating a Psychoanalytic mind: A Psychoanalytic method and theory*. London and New York: Routledge.

Clyman, R. B. (1991). The procedural organization of emotions: A contribution from cognitive science to the psychoanalytic theory of therapeutic action. *J. Am. Psychoanal. Assoc.,* 39S: 349–382.

Cozolino, L. ( 2002). *The neuroscience of psychotherapy*. New York: W.W. Norton & Co.

——. ( 2006). *The neuroscience of human relationships: attachment and the developing social brain*. New York: W.W. Norton & Co.

Damasio, A. ( 1994). Descartes Error: Emotion, reason and the human brain. New York: Grosset/Putnam.

——. ( 1999). The Feeling of what happens: Body and emotion in the making of consciousness. New York: Harcourt Brace.

——. ( 2003). Looking for Spinoza: Joy, sorrow, and the feeling brain. New York and London: Harcourt.

Deacon, T. W. ( 1997). *The Symbolic Species: The co-evolution of language and the brain*. New York and London: W.W. Norton& Company.

de Maat, S., de Jonghe, F., Schoevers, R., and Dekker, J. ( 2009). The effectiveness of long-term psychoanalytic therapy: A systematic review of empirical studies. *Harvard Review of Psychiatry*, 17: 1–23. doi: 10. 1080/ 16073220902742476

Edelman, G. M. ( 2004). *Wider than the sky: the phenomenal gift of consciousness*. New Haven and London: Yale University Press.

Ellman, P. and Goodman, N. ( 2017). (Eds.) *Finding unconscious fantasy in narrative, trauma, and body pain: a clinical guide*. London and New York: Routledge.

Faulkner, W. ( 1951). *Requiem for a Nun*. New York: Random

House.

Fenichel, O. (1941). *Problems of psychoanalytic technique*. Trans. D. Brunswick. New York: Psychoanalytic Quarterly.

Freud, S. (1900). The Interpretation of dreams. *Standard Edition:* 4/5: 1–626.

———. (1905). Fragment of an analysis of a case of hysteria. Vol. VII, *Standard Edition*.

———. (1912). The dynamics of transference. Standard Edition: 12: 99–108.

———. (1914). Remembering, repeating and working through. *Standard Edition*, 13: 145–156.

———. (1937). Analysis terminable and interminable. *Standard Edition*, 23: 216–253.

Ginot, E. (2015). *The Neuropsychology of the Unconscious: Integrating brain and mind in psychotherapy*. Norton: New York and London.

———. (2019). Personal communication.

Goodman, N. (2017). The finding theater: a schema for finding unconscious fantasy. In Finding Unconscious fantasy in narrative, trauma and body pain. London and New York: Routledge.

Goulding, R. A. and Schwartz, R. C. (1995). *The Mosaic Mind: Empowering the Tormented Selves of Child Abuse Survivors*. New York:

Norton.

Greenson, R. R. (1968). *The Technique and practice of psychoanalysis*. New York: International Universities Press.

Grossman, W. (1992). Comments on the concept of the 'Analyzing Instrument'. *Journal of Clinical Psychoanalysis*, 2: 261–71.

Herman, J. (1992/1997/2015). *Trauma and Recovery*. New York: Basic Books.

Howell, E. F. (2005). *The Dissociative Mind*. Hillsdale, NJ: Analytic Press.

Isaacs, S. (1952). The nature and function of phantasy. In J. Riviere (Ed.), *Developments of psychoanalysis* (pp. 62–121). London, Hogarth Press.

James, R. K. (2008). *Crisis Intervention Strategies*. Belmont, CA: Brooks/ Cole.

Kohut, H. (1971). *The Analysis of the self*. New York: International Universities Press.

———. (1982). *The Restoration of the self*. New York: International Universities Press.

Langer, S. (1953). *Feeling and form*. New York: Charles Scribner & Sons.

———. (1967). *Mind: An Essay on Human Feeling*. Vol. 1. Baltimore: Johns Hopkins Univ. Press.

————. ( 1988). *Mind: An Essay on Human Feeling* (Van Den Heuvel G. abridger). Baltimore: Johns Hopkins Univ. Press.

Langs, R. ( 1975). *International Journal of Psychoanalytic Psychotherapy* 4: 106–141.

LeDoux, J. ( 1998). *The Emotional Brain: The Mysterious underpinnings of emotional life*. New York: Touchstone/Simon and Schuster.

Leichsenring, F. and Rabung, S. ( 2008). Effectiveness of long-term psychodynamic psychotherapy: A meta-analysis. *Journal of the American Medical Association*, 300: 1551–1565.

Leichsenring, F., Rabung, S., and Leibing, E. ( 2004). The efficacy of short-term psychodynamic psychotherapy in specific psychiatric disorders: A meta-analysis. *Archives of General Psychiatry*, 61: 1208–1216.

Levin, J. ( 2018). Personal communication.

Loving Vincent. ( 2017). Dorota Kobiela and Hugh Welchman, directors. Docudrama.

Lynch, A. A., Bachant, J. L., and Richards, A. D. ( 1998). A Spectrum of Interaction. Panel Presentation at The American Psychoanalytic Annual Meeting. Toronto, Canada.

Lynch, A. A. ( 2018). Personal communication.

Merriam-Webster Online (n.d.). In *Merriam Webster Online*, Retrieved September 24, 2016, from http://www.merriam-webster.com/

dictionary/attitude.

Orange, D. M. (1995). *Emotional Understanding: Studies in Psychoanalytic epistemology*. New York and London: The Guilford Press.

Panksepp, J. (1998). *Affective Neuroscience: the foundations of human and animal emotions*. New York and Oxford: Oxford University Press.

Pine, F. (1993). A contribution to the analysis of the psychoanalytic process. *Psychoanalytic Quarterly*, 62: 185–205.

Rangell, L. (1983). Defense and resistance in psychoanalysis and life. *Journal of the American Psychoanalytic Association*, 31(Suppl.): 147–174.

Richards, A. D. (2005). Personal communication.

Sacks, O. (1985). *The man who mistook his wife for a hat and other clinical tales*. New York: Simon and Schuster.

Schafer, R. (1959). Generative empathy in the treatment situation. *Psychoanalytic Quarterly*, 28: 345.

Schore, A. N. (2011). *The science of the art of psychotherapy*. New York: Norton.

——. (2015). Foreword. In Ginot, E. *The Neuropsychology of the Unconscious: Integrating brain and mind in psychotherapy*. Norton: New York and London.

Shapiro, T. (1981). Empathy: A critical revaluation. 1(3):423–488.

Shedler, J. (2010). The Efficacy of psychodynamic psychotherapy. *American Psychologist*, 65(2):98–109. doi: 10.1037/a0018378

Smith, S. (1977). The golden fantasy: a regressive reaction to separation anxiety. *International Journal of Psycho-Analysis*, 58:311–324.

Solms, M. (2003). Do unconscious phantasies really exist? In Riccardo Steiner, (Ed.), *Unconscious Phantasy*, Chapter 3, 99–115. London: Karnac.

——. (2013). The conscious id. *Neuropsychoanalysis*, 15:5–19.

Solms, M. and Panksepp, J. (2012). The "id" knows more than the "ego" admits: neuropsychoanalytic and primary consciousness perspectives on the interface between affective and cognitive neuroscience. *Brain Science*, 2:147–75.

Solms, M. and Turnbull, O. (2002). *The Brain and the Inner world: An introduction to the neuroscience of subjective experience.* New York: Other Press.

Stefánsson, H. (2007). The biology of behaviour: scientific and ethical implications. *EMBO Reports*, 8(Suppl 1):S 1–S 2. http://doi.org/10. 1038/sj.embor. 7401012.

Stolorow, R. and Lachman, F. (1984/1985). Transference: the future of an illusion. *Annual of Psychoanalysis*, 12/13:19–37.

Van der Kolk, B. (2005). Developmental trauma disorder. *Psychiatric Annals,* (35: 5): 401–408.

——. (2013). Frontiers of Trauma Treatment. Workshop at Cape Cod Institute, Eastham, MA.

——. (2014). *The Body keeps the score: Brain, mind, and body in the healing of trauma.* New York: Viking.

Viorst, J. (1998). *Necessary losses: The Loves Illusions Dependencies and Impossible Expectations That All of us Have.* New York: Simon Schuster.

Waelder, R. (1936). The Principle of Multiple Function. *Psychoanalytic Quarterly,* 5: 45–62; reprint: 2007, 76: 75–92.

Young, M. E. (2006). *Learning the art of helping.* Upper Saddle River, NJ: Merrill/Prentice Hall.

Zwiebel, R. (2004). The third position: Reflection about internal analytic working process. *Psychoanalytic Quarterly,* 73: 215–65.

# 译者简介

1. 张伟，中山大学心理学硕士，独立执业 15 年，郡一斋心理工作室创办人。任广东省心理学会精神分析专委会常委委员、The American Institute for Psychoanalysis 中方负责人、中美班第二季创伤组翻译、Dr. Janet Bachant China Study and Supervision Group 统筹人与翻译。（负责翻译内容：前言、致谢，全文校对。）

2. 楚奇，辽宁大连人，独立执业心理咨询师。2013 年开始，在上海地区，专注于关系创伤与修复的团体心理咨询、个体心理咨询工作。个人微信公众号：GroupShanghai ／ Good 2 Great。（负责翻译内容：第一部分，第十五章。）

3. 牟波，西南大学心理学院应用心理学专业，硕士，重庆心理学会会员，任职于重庆城市管理职业学院。从事心理咨询工作超过

16 年，从首届中美班开始跟随珍妮特·李·巴尚老师学习，现已超过 8 年。（负责翻译内容：第二部分。）

4. 牟宗珂，精神动力取向心理治疗师。从 2008 年开始接受精神分析培训：中法班（4 年）、中美班（9 年）、中挪创伤组（2 年）、中欧班（3 年）、The American Institute for Psychoanalysis（3 年）；持续接受 IPA 精神分析师个人分析和案例督导，师从阿琳·理查兹、珍妮特·李·巴尚和阿诺德·理查德（Arnold Richard）。（负责翻译内容：第九章到第十四章。）

5. 邹涵，资深心理咨询师和心理咨询培训项目翻译，已出版的笔译著作有《神经精神分析入门》等。专业上尤为关注复杂发展性创伤对人的心灵及躯体的影响，唯愿自己及来访者能扎根于大地，活出内在饱满的生命状态。（负责翻译内容：第四部分。）